EAT FOR ENERGY

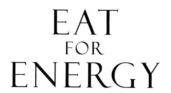

EAT FOR ENERGY

How To Beat Fatigue , Supercharge
Your Mitochondria , and Unlock All-Day Energy

能 量 饮 食

（Ari Whitten）　（Alex Leaf, M.S.）
〔美〕阿里·惠顿　亚历克斯·利夫,M.S.　—— 著

陈珊珊（Tella）—— 译

电子工业出版社
Publishing House of Electronics Industry
北京·BEIJING

EAT FOR ENERGY

Copyright © 2022 by Ari Whitten

English language publication 2022 by Hay House, Inc

本书中文简体字版授予电子工业出版社独家出版发行。未经书面许可，不得以任何方式抄袭、复制或节录本书中的任何内容。

版权贸易合同登记号　图字：01-2023-3258

图书在版编目（CIP）数据

能量饮食／（美）阿里·惠顿（Ari Whitten），（美）亚历克斯·利夫（Alex Leaf）著；陈珊珊译．—北京：电子工业出版社，2024.2

书名原文：EAT FOR ENERGY: How to Beat Fatigue, Supercharge Your Mitochondria, and Unlock All-Day Energy

ISBN 978-7-121-47030-1

Ⅰ.①能… Ⅱ.①阿… ②亚… ③陈… Ⅲ.①饮食营养学－普及读物
Ⅳ.①R155.1-49

中国国家版本馆CIP数据核字（2024）第010936号

责任编辑：于　兰
印　　刷：三河市良远印务有限公司
装　　订：三河市良远印务有限公司
出版发行：电子工业出版社
　　　　　北京市海淀区万寿路173信箱　邮编：100036
开　　本：880×1230　1/32　印张：9.5　字数：243千字
版　　次：2024年2月第1版
印　　次：2025年1月第5次印刷
定　　价：78.00元

凡所购买电子工业出版社图书有缺损问题，请向购买书店调换。若书店售缺，请与本社发行部联系，联系及邮购电话：（010）88254888，88258888。

质量投诉请发邮件至zlts@phei.com.cn，盗版侵权举报请发邮件至dbqq@phei.com.cn。

本书咨询联系方式：QQ1069038421，yul@phei.com.cn。

感谢我的妻子，还有我的孩子们，
是他们激励我去创造一个更美好的世界。

《能量饮食》推荐语
Praise for *Eat for Energy*

这本书是任何人想要从无精打采中挣脱出来重新充满活力的必读之选。多年来，Ari Whitten一直是我了解人体科学的首选参考——我最信任的人。无论你目前遵循哪种饮食方式，这本书都会给你提供数十种新的营养方案，以充分优化你的能量。

——Susan Peirce Thompson, Ph.D.,《纽约时报》（*New York Times*）畅销书 *Bright Line Eating* 作者

Ari Whitten向我们展示了如何激活我们自身的能量之源——线粒体，从而摆脱疲劳，获得清醒和能量。Ari的方法是创新的，最重要的是，非常有效。无论你是在与慢性疲劳做斗争，还是只是想得到更多的能量，我都强烈推荐你阅读这本书。

——Izabella Wentz, PharmD,《纽约时报》（*New York Times*）畅销书 *Hashimoto's Protocol* 作者

营养是提高能量生成和线粒体功能的五个关键基础之一。这本书里有基于科学的路径指南，将专业地指导你如何做到这一点！

——Jacob Teitelbaum, M.D.，纤维肌痛专家

如果你已经准备好重新拥有孩子般的活力，并想要用最先进的方法来实现它，那么这本书会给你全新的体验。读它！用它！让它助你重燃体内能量！

——John Assaraf,《纽约时报》(*New York Times*)

畅销书 *The Answer* 合著者

在这些信息丰富的文字中，你将了解为什么吃、如何吃、吃什么、何时吃。饮食其实很简单——只要方法得当。而 Ari 会帮你实现。

——Dr. Ben Lynch

Ari 汇集了一份宝贵的、基于科学的资源，帮助我们在细胞水平上实现理想的健康状态！这本书深入浅出地教你如何赋予你的"充电站"以力量。如果你厌倦了生病和疲惫的感觉，那么它就是你一直在等待的书。

——David Friedman, N.D., D.C., DACNB，

国际畅销书 *Food Sanity* 作者

Ari Whitten用最前沿的线粒体研究，打破了长期以来关于疲劳和衰老的神话。对任何寻求基于科学的、易于理解的且有效的方法来提高能量、睡眠、认知能力和寿命的人来说，一定要读这本优秀的书！

——Maya Shetreat, M.D., 儿科神经学家、草药师

无论你的孩子目前处于什么健康阶段，通过Ari的经过验证的方法学习如何优化孩子的线粒体功能，将为预防和逆转任何阶段的慢性疾病奠定基础。

——Elisa Song, M.D., 综合儿科医生和儿科功能医学专家

Ari Whitten在书中巧妙地解释了能量产生机制以及如何优化身体的潜能。这本书对任何饱受疲劳之苦的人来说都是一本必读书。

——Datis Kharrzian, Ph.D., DHSc, DC, M.S., MMMSc,
FACN, 哈佛医学院研究员

这本书适合每个想要系统学习和实践如何滋养自己，以获得充满活力的生命能量的人。

——Theodore B. Achacoso, M.D., 健康优化医学和实践协会的创始人，欧洲抗衰老医学和营养医学双认证

在这本书中，Ari Whitten 查阅了近千篇科学论文，为你揭示了营养、线粒体和能量之间关系背后的科学。

——Evan H. Hirsch，M.D.，慢性疲劳专家

Ari 谈到了一些经常被忽视的重要话题，包括骨骼肌和蛋白质。这本书让你通过日常行动就可以提升能量、改善健康。

——Dr. Gabrielle Lyon，肌肉中心医学研究所创始人

在这个信息爆炸的世界里，这本书提炼了最新的、最有用的科学数据，为那些希望看起来和感觉年轻20岁的人提供了一个完全可行的计划。

——Ben Pakulski，前加拿大先生，IFBB 专业健美运动员

推荐序 1
Preface

《能量饮食》这本书受到 10 多位知名刊物编辑和多个学科的医生们的推荐和褒扬，在国外发行的图书中确是少有的现象，也因此引起我的特别关注。作者提及的各种案例及食物干预的建议无一不是今天科学家和营养学家们的共识——通过恰当的餐饮来获得健康，而非大多数民众可望不可即的各类专业医疗护理。

本书的英文名称非常有创意，EAT FOR ENERGY 原意是"为能量而食"，不是人类在过去温饱线以下生活水平的那种食为果腹，也不是当今大多数学者们过分强调的营养（Nutrition）。作者特别指出，通过饮食获得的能量中除为人体提供自身燃料以外，还包含了作为细胞发电站的线粒体能量。因此，作者在肠-脑轴、肠-脑免疫轴，以及肠-线粒体轴之间的关联研究领域中旁征博引，特别针对困扰人类的抑郁行为以及慢性疲劳综合征的原因与饮食行为的关联，在时空维度上做了容易理解的探讨和建议。

作者的解决方案符合现代医学鼻祖希波克拉底的理念："一切疾病始于肠道"和"以食为药，药应为食"，即由饮食到肠道，由肠道到能量产生，最后通过激活线粒体的正常运作来提升人的积极心态和生活能力，达到最佳生命和生态节律。在本书中，肠道菌群结构、肠漏、炎症与慢性疲劳和心理与神经系统疾病的关联是10多年来世界上的热点话题，简单明了的描述可以让更多关注健康的朋友一目了然，迅速获得与健康相关的生活常识而不是医学知识。

本书第七章的"能量超级食物"（Energy Superfoods）中，除藻类以外都是世界上热推的、解决肠与脑之间协调问题和心理疾病，以及神经系统发育障碍和神经系统退行性病变的优秀食物组合，其中全谷类食物以及杂豆类食物在人口密集和加工食品盛行的我国也是最稀缺的食物。一方面是好吃懒做，另一方面确实是工作繁忙，很多人已经不会自己在家里做饭。吃外卖和餐馆的饭菜可能已经是我国人口的巨大健康隐患。2002年以来，我的团队在心理生物/生物心理学，肠脑心理学研究中最有感触，这类在公众以及医学上经常被忽略的慢性疲劳综合征患者出乎意料地多。而这种状况极易诱发年轻人的抑郁症、焦虑症以及双相障碍，中老年人的记忆力减退甚至神经系统退行性病变。从这个意义而言，我热切希望有更多关心心理健康的朋友阅读此书。

我特别向读者推荐这部著作的一个原因是，作者的理念并不只是让你吃好吃饱，而是根据需要而吃，为了你的能量、为了激活你的细胞中的线粒体、为了改变你的身心状态而吃，因此作者的建议还包含了吃饭的方法和时间。你一定别想当然地认为你知道怎么吃饭，其实你真的不一定知道！本书告诉你吃饭的方法和时间，对人生的食育与健康确有重要意义。

本书在结论和附录中建议的饮食配方和营养比重与我们肠脑心理学实验室"食与心"所推荐的饮食结构几乎完全一致。实践证明，这些食物也确实是人类减少心理疾病、神经系统发育障碍和神经系统退行性病变，以及各种自身免疫性疾病的最重要的营养构成，同时对于每一个健康的实践者简单易行。

本书笔法深入浅出，并不深奥莫测或晦涩难懂，适合于所有文化背景的人阅读。特别是家庭中有注意力集中缺陷、抑郁症，焦虑症，双相障碍、强迫症、记忆力衰退、认知障碍、运动综合障碍，以及无病呻吟、没有气力和缺乏上进心的成员，如果认真阅读并实践该作者的餐饮建议，会发现这些在医学中很多被标注为"不治之症"或者难以治疗的疾病并不那么复杂，理智的餐饮往往可以轻易解决。

金锋

东京大学人类学博士

中国科学院教授

肠脑心理学实验室研究员

推荐序 2
Preface

全球医药科技发展日新月异，人类寿命也由此延长，但令人遗憾的是慢性病却越来越多。美国作为全球医药科技大国，医疗支出费用的 85% 都花在慢性病病人身上，人均寿命却依然远远落后于日本、瑞士、新加坡等国家，可见单纯地依靠药物和程式化的治疗方案，对由不健康生活引发的慢性病收效甚微。

我从 1991 年就从事健康行业，30 多年来一直在寻找解决国人健康困扰的方案。如今食物工业化使隐性饥饿成为社会常态，国人体质也发生了改变，为此我走遍大半个世界，与各地不同文化背景的学者深入交流、探究，汲取他们传统文化中的精华，发现无论是冲绳饮食、地中海饮食还是各长寿国家大力推崇的优化身体成分的饮食策略，都在传递着高营养、高膳食纤维、抗氧化、低热量、简单烹饪、以新鲜食材为基础的抗炎饮食法则。这样的理念和饮食原则是我多年学习、实践感悟的结果，也是本书作者阐述的理想健康状态，更是我强烈推荐这本书的原因。

本书从一个全新的视角来看待身体的疲劳，用系统、科学的实验数据证实身体疲劳的罪魁祸首是线粒体功能障碍，并详解介绍了增强线粒体、摆脱疲劳所能使用的能量超级食物、强效补充剂及饮食营养策略；作者还贴心地给出了分步骤、可操作的能量行动清单，使读者能轻松地将新的饮食策略融入日常生活，开启身体能量的治愈之旅。相信每一位想摒弃疲劳、重拾活力的人都会从本书中有所收获。同时，这也是一本改善饮食习惯，让身体重获充沛精力的实用工具书，读者可以把它当作家庭使用指南，用的时候随时翻看，也可以按照书中的内容为自己制订营养策略，毕竟"饮食决定健康，食物就是最天然的药物"，关键是要吃对食物，并真正行动起来，将改变变成习惯。

　　古人常说："上工治未病，不治已病。""良医者，常治无病之病，故无病。"本书的健康理论和我做健康事业的初衷不谋而合，都是希望能为身边的人带来全生命周期的健康和幸福。大家在餐桌上每一次小小的改变、吃的每一口食物都能为未来积蓄营养，成为今后健康的不竭源头。试想，拥有充沛的能量、稳定的情绪、健康的身体，并对未来充满期待，这将是多么轻松与幸福的事情啊！也祝福每位读者都能有美好健康的生活。

杜铭

《中国食疗产业发展报告（2022）》副主编

纯净生活膳食营养研究院院长

隐藏的流行病

想象一下，每天因为一些奇怪的原因，如你用叉子刺伤了自己的脚，然后去了医院，医生只是让你回家吃止痛药。不疼了之后，第二天你又刺伤了自己的脚，又去看医生，结果得到更多的止痛药。这种模式一直重复。

解决办法很明显——停止刺伤脚，而不是不停地使用止痛药来抑制症状。

慢性疲劳也是同样的道理。缺乏能量是你身体内部出现问题后的一个症状，而你每天选择的不良食物和生活方式，其实都在无意地刺伤自己。聪明的解决方案是解决如何管理身体以产生更多的能量，而不是简单地克服疲劳，或者用兴奋剂、糖或咖啡因掩盖它。

没有做到以上这一点不是你的错。因为没人告诉你要去管理哪些影响身体能量水平的因素。没人告诉你如何给你的身体和大脑提供所需营养背后的科学道理。你不知道自己在不知不觉中做出的选择会消耗你的能量，限制你的细胞正常运作的能力。解决办法是学习可以控制和调节能量水平的科学原理，这样你就可以停止在不知不觉中做出破坏能量水平的选择，去做更多可以帮助身体生成能量的事情。

然而，作为一种社会文化，我们已经将疲劳常态化了。

我们觉得疲劳很正常。更糟糕的是，觉得这是荣誉的徽章，象征着自己的地位，甚至用自己的疲劳和精力不足来向别人传递自己有多重要、多忙。你是否经常听到有人说，"我累坏了"或"我被工作压垮了"，意思是"我太有进取心了，我在工作中太重要了，以至于我睡眠不足、感到疲累"。

我们疲惫不堪、压力重重、精疲力竭、思想焦虑、情绪沮丧，并饱受脑雾、失忆和注意力不集中的困扰。当我们被咖啡因、糖和兴奋剂拖着度过一天时，我们正在不断地从明天借能量来支付今天的消耗。我们已经失去了在工作和生活中健康成长所必需的核心要素——能量。

我说的可不仅仅是那些被医学诊断为患有慢性疲劳综合征或肌痛性脑脊髓炎（CFS/ME）的人，那是最严重、最糟糕的情况。这些病症影响着世界上约1.5%的人口，美国约540万成年人饱受其苦，它的定义是：超过6个月的严重疲劳，并伴有其他症状，如运动后不适。

我这里说的是影响面扩大50~100倍的，针对普通人的真正的疲劳流行病。事实上，疲劳的范围很广，从严重到使人衰弱的CFS/ME到更常见的日常低能量和缺乏活力的状态，后者折磨着很大一部分人。

我们讨论的问题到底有多严重？看看这些：

- 在美国国家安全委员会（National Safety Council）发布的 *Fatigue In the Workplace*（《工作场所的疲劳》）报告中，76%的员工表示他们在工作时感到疲劳，53%的人觉得效率下降，44%的人难以集中注意力，27%的人因为疲劳而无法做出决定。
- 在去看医生的群体中，大约40%的人抱怨疲劳，20%的人患有慢性疲劳综合征。
- 在一项可能是迄今为止规模最大的研究中，对100多万成年人进行了评估，三分之一的男性和一半的女性表示自己很容易疲劳。

当然，在一天漫长且辛苦的体力和脑力工作后，偶尔感到有点累或想躺下休息是完全正常的。但几乎时刻相伴的低能量状态绝对不是正常的。

那是你的身体在呼救。

发生在我身上的关于疲劳的故事

我花了20多年的时间帮助人们通过生活方式、营养和有针对性的补充来解决他们的健康问题。我不仅目睹了成千上万的客户离开他们的沙发走出去，甚至徒步登顶，而且我自己也经历了这种转变。

我第一次对优化人类能量这门科学产生痴迷，始于我在慢性疲劳中衰弱的经历，没有任何医学专家——无论现代医学还是替代疗法——能帮我解决这个问题。

多年前，24岁的我还是一个健康、活跃、精力充沛的人，在以色列的一个农场短暂地生活和工作时，我感染了EB病毒，患上了严重的传染性单核细胞增多症（俗称"腺热"或"接吻病"）。我不知道我要花将近一年的时间来恢复我的健康和精力。我从全速前进的生活状态变成了无法下床，我的喉咙变得疼痛、肿胀，且充满脓液，以至于我只能喝汤，而且我的肌肉量迅速减少了约14千克。我失去了所有的耐力和毅力，稍微动一下都会让我喘不过气来。

和所有人一样，我想要答案，想要好起来，所以我去看医生——去找那些名字后面有"医学博士"后缀的、拥有多年经验的人。令我震惊的是，没人知道是什么让我变成了这样。在我最终被诊断出患有传染性单核细胞增多症之前，我看了很多医生。当我知道是什么在破坏我的健康时，我感到宽慰，但很快就发现医生们几乎什么也做不了——没有治疗方案，对单核细胞增多症患者无法提供实质性的帮助。

恢复花了我几个月的时间，我感到极度疲劳，而且事情没有好转的迹象。我觉得生命如流沙般正在从我的手中溜走，因为我无法集中足够的精力从事我喜欢的体育运动，比如攀岩、力量训练和冲浪。我没有精力和朋友在一起玩，也没有精力陪女朋友，甚至没有任何社交生活。我也无法胜任当时在农场从事的高强度体力劳动（经常在40℃的高温下）。我感觉我生命中的一切都被夺走了。

我无法再这样生活下去，于是我向替代疗法寻求帮助。很快，我被诊断为肾上腺疲劳综合征，于是我开始沉迷于肾上腺疲劳说——长期的压力会消耗人们的肾上腺，导致它们无法产生足够的皮质醇（一种由肾上腺产生的关键应激激素），从而导致疲劳和各种其他症状。我阅读了关于这个主题的每一本书，观看了每一段视频，其中许多是由自然健康和功能医学方面的导师和专家创作的。

我确信我得了肾上腺疲劳综合征，但当我向医生提起这件事时，他们不屑一顾，告诉我根本没有肾上腺疲劳综合征这回事，这是伪科学。这让我很沮丧。他们怎么能没有办法帮助像我这样的人呢？我决心证明医学机构是错误的，所以我花了大约一年的时间来梳理和分析数百篇已发表的研究文章，日复一日，什么都不做，只是挖掘我能找到的每一篇与疲劳和肾上腺功能/皮质醇水平有关的文献，以证明肾上腺疲劳理论。

但是……我无法证明。最终，我沮丧地发现，这方面的科学研究并不支持低皮质醇或肾上腺功能异常是慢性疲劳的罪魁祸首的观点。绝大多数针对慢性疲劳患者与健康人的肾上腺功能（和皮质醇水平）的研究发现，两者的肾上腺功能和皮质醇水平没有任何差异。尽管我不想承认这一点，但相关研究清楚地表明，肾上腺功能障碍和皮质醇水平异常并不是慢性疲劳的有效解释，因为绝大多数慢性疲劳患者甚至没有出现这类异常。

就这样，我被困住了，我不再奢望有人能解决我的慢性疲劳问题。当我饱受疲劳之苦时，传统的医疗机构没有什么可以帮我的，而大多数替代疗法/功能医学从业者仍然在一种科学显然不支持的能量体系中运作。

就在那一刻，我意识到：在医疗机构中，没有人能真正解答人类能量之谜。

这个启示改变了我的人生轨迹。

从那以后，我完全沉迷于人类能量的科学研究。多年来，我整天钻研科学文献，拼凑出一个科学的框架——关于调节和控制人类能量水平的真正因素，为什么人们会疲劳，最重要的是，如何解决它。

这本书是我几十年研究的一个总结，可以帮助每个深受疲劳之苦的人重新获得属于他们的能量和生命状态。

人类的能量从何而来

在过去的 10 年里，大量的研究已经揭示了疲劳的真正原因，在于线粒体功能障碍。

我们身体里几乎所有的细胞中都有成百上千个线粒体，它们几乎创造了每个细胞用以执行其独特功能所需的所有能量。线粒体通常被称为细胞的"供电站"。你可以把它们想象成细胞的电池或能量生成器。当我们的线粒体功能失调时，或者更准确地说，当线粒体减少能量生成时（后面将深入讨论原因），它们就无法制造出细胞完成工作所需的能量。心脏细胞不能有效地泵血，肌肉细胞不能有效地移动身体，免疫细胞不能有效地抵抗感染，肠道细胞不能有效地消化食物，腺体细胞不能最优地产生激素，神经元不能有效地为大脑功能提供动力。

缺乏有效的细胞能量生成，就会导致人们感到疲劳，或长期处于低能量水平。

好消息是，这是可以解决的。在过去的 10 年里，科学已经从各个方面将线粒体如何为细胞提供能量展示出来，比如哪些因素会导致线粒体的能量生成关闭，以及如何优化可以帮助线粒体生长、再生，甚至如何从头开始构建新的线粒体——从而克服疲劳。

这本书旨在帮助你更好地理解疲劳背后真正的科学，线粒体在产生和增强能量方面的作用，身体如何调节你的能量水平，以及如何使用营养策略、有针对性的食物、强效的补充剂和化合物来增强你的线粒体，摆脱疲劳，每天都充满活力。

多年前，我与几位顶级健康专家和知名医生开始合作，进一步探究疲劳背后的原因，开创新的方案，帮助人们克服疲劳，精力充沛地生活。终于，经过多年的努力工作，我们的专家团队开发了一个强大的、全面的、以证据为基础的能量优化系统——能量蓝图。

在过去的几年里，我们接触了超过250万人，其中超过20万人使用了能量蓝图系统。我们为客户提供了数百种能量构建策略和"生物黑客"，以及优质的能量增强补充剂，帮助他们克服疲劳，恢复健康。

"能量饮食"是我和我的团队在过去10年中与成千上万的客户一起发现、系统化并完善的营养智慧。现在我将它著成《能量饮食》这本书，旨在打破伪科学，阐明疲劳发生的真正原因，以及重新连接你的身体（和线粒体），使其再次回到年轻状态。

我把这本书分成了两部分。第一部分探讨了疲劳的真正罪魁祸首——线粒体功能低下，以及如何解决影响线粒体的许多重要问题，包括：

- 昼夜节律失调和睡眠不佳
- 体脂过多，肌肉量太少

- 肠道和微生物群不健康
- 血糖失调
- 营养毒性和缺陷
- 神经递质和激素失衡

在第一部分的章节中，我解释了这些压力源之间的联系，以及它们如何影响你的线粒体和能量水平，然后深入探讨你可以使用许多饮食和营养方案，来改善线粒体的功能。

不要一次性尝试一章中的所有方案。我建议你选择一个方案，尝试在几周内（如果有必要的话，可以更长时间）达成目标，然后实施另一个方案，达成后再开始下一个，以此类推。这就是所谓的堆叠策略。这种缓慢而稳定的方法可以让你真正地掌握新的饮食方式来获取能量。

这些章节会让你对能量有一个全面的了解，知道你身体里的每个器官和系统是如何联系在一起的。你要明白，当谈到疲劳时，问题从来都不是局部的。例如，如果肠道或微生物群健康状况不佳，问题不会只停留在肠道内。我们现在有许多关于肠–脑轴，肠–免疫轴和肠–线粒体轴的研究。因此，肠道的问题通常很快会转化为大脑问题、皮肤问题、免疫问题或能量问题。这种情况适用于身体的几乎所有系统。这就是人体各系统之间的相互关联。

幸运的是，我们也可以换个角度看这个问题。这也意味着通过优化你的营养、昼夜节律、睡眠、肠道健康、体脂、大脑健康，尤其是你的线粒体健康，可以产生一系列积极的影响，进而影响身体的所有系统。举个例子，我们知道优化昼夜节律可以同时提高你的能量水平，改善大脑功能，预防癌症，改善运动表现，改善情绪，并帮助减重——所有这些都是在同一时间发生的。这就是身体的运作方式——要么是不良输入造成负面影响，把人们拖进衰老加速、疾病和疲劳缠身的螺旋下行通道，要么是积极向上递进，使人们免受疾病困扰、保持年轻活力。

在第二部分，我将分享特定的食物、补充剂和化合物，它们可以与前几章讲述的营养方案结合，增强线粒体功能，提高能量水平。因此，即使你像我一样是一个研读健康科学的"书呆子"，已经花了25年的时间研究自然健康，并感觉已经对自己的营养状况和生活习惯（运动、睡眠卫生、昼夜节律、压力管理等）了如指掌，但你仍然会在第二部分收获良多，因为从这里你会得到关于如何优化自己身体的补充方案，获得让大脑运作更好、能量水平更高的详细指导意见。

需要澄清的是，我们并不是在分享某种超新的、轰动的饮食法。书中没有任何特定的饮食法。我们分享的是营养原则、策略和战术，这些原则、策略和战术可以普遍应用，与某种特定的饮食法相结合，从素食到地中海饮食，从山顶洞人饮食到生酮饮食。我将在本书末尾分享大量证据，因为我不想让任何人觉得我在自说自话。

而最重要的是，这些强大的、基于科学的解决方案远远超出了你可能从医生、健身教练或功能医学从业者那里得到的建议。说到线粒体的健康和整体能量水平，营养是造成疲劳肆虐的最大因素，但如果你去看医生，他们通常不会问你的营养状况，也不会考虑将它作为一种纠正工具。

同样重要的是，我们要知道，除了疲劳，我们还面临着以下这些可怕的问题：

- 癌症
- 心脏病
- 阿尔茨海默病和帕金森病等神经退行性变性疾病
- 糖尿病
- 肥胖

它们都是起因于现代生活方式的疾病。在美国，高达80%的疾病负担可以追溯到营养和生活方式。

记住这一点，这本书中的营养策略不仅能帮助你调整能量水平，还能显著降低你罹患其他几十种破坏性和致命慢性疾病的风险。可以毫不夸张地说，通过让营养走上正轨，你完全可以做到延长寿命。对许多人来说，这可能是63岁死于心脏病和相对健康地活到100岁甚至更久的区别。

每天我都能听到那些陷入低谷的客户的故事。他们向现代医学和替代疗法从业者寻求帮助，却几乎被告知无法修复他们的能量。

这听起来可能像是我在抨击医生。我不是。我的目标始终是传达研究的事实。如果我受伤了，或者有严重的危及生命的感染，或者我面临着其他一些健康问题，我都会选择去看医生，因为他们在以上这些和许多其他领域都做得很好。

只是当涉及疲劳和大多数其他由营养和生活方式因素引起的文明疾病时，除了少数例外，现代医学通常无能为力。

但疲劳不是无期徒刑。

你有路可走。

《能量饮食》这本书适合任何饱受疲劳之苦的人，无论是精疲力竭的疲劳还是那种更微妙的全天伴随你左右的疲劳。你将要学习的策略可以帮助你最大限度地提高你的生理功能——让你的身体和大脑按照设计的方式工作，这样你就可以在能量、大脑功能、情绪和健康的巅峰状态下生活。

能量真的很重要。

是时候过你自己想要的生活了。

目　录
Contents

第一部分

恢复能量

第二部分
激活线粒体

参考资料

第一部分

恢复能量

Restore Your Energy

第
一
章

认识线粒体，你的能量生成器和调节器

Meet Your
Mitochondria,
Your Energy
Generators and
Regulators

我第一次见到 Rea 时，她看起来很健康。她年龄大约35岁，每周锻炼5次，饮食天然健康，并且严格控制糖分和加工碳水化合物的摄入。但在过去的几年里，她的精力水平逐渐下降。尽管她每天要睡7～8小时，但早上起床仍然很挣扎，直到喝完第一杯咖啡，她才感到人被"启动"了，所以她不得不一整天都狂饮咖啡。她去看了医生，但检查结果都正常。她尝试各种不同的治疗方法，从自然疗法到草药疗法，从顺势疗法到针灸，从谈话疗法到运动功能学……但毫无效果。

　　同样，我的客户 Neal 也无法摆脱焦虑和疲倦。Neal 大概50出头的年纪，他告诉我："我的精力非常差，我不想做任何事，也不想和任何人待在一起，甚至不想和妻子、孩子待在一起。我一晚上最多只能睡4小时，而且越来越难以集中精力工作。即使我不愿意，我也会忍不住对员工发火。我感觉自己的焦虑越来越严重，医生想给我增加药量，但我又会担心加药带来的后果。如果加了也没有帮助呢？如果我的病情继续恶化呢？如果根本就没有好转呢？"

　　第三位客户 Jasmine 出现了强烈的胃痛、腹胀、排便不规律，以及无法摆脱的疲惫。我们见面时，她分享了医生在诊断她患有肠易激综合征（IBS）之前做的检查结果。她还去看了一位自然疗法医生，医生告诉她患有肾上腺疲劳综合征。当时Jasmine急需缓解不适，所以她尝试了激素替代疗法和整合性减压练习，如深呼吸练习和较为温和的瑜伽，她还尝试过服用维生素C、甘草根和镁。虽然她注意到每次治疗都有一些小的改善，但效果不能持续。作为两个年幼男孩的单身母亲，她含泪告诉我："我可以忍受低能量和肠胃问题——我一直都有这些问题——但现在我的精力变差了，我很害怕，如果我无法工作或失去工作，我就无力抚养我的儿子们。"

这三个人，都在与疲劳和其他许多医生无法解释或治疗的健康问题做斗争。从表面上看，他们可能患有不同的疾病，但在本质上，他们溯源的病因相同。

慢性疲劳的症结

在最基本的生物学层面上，疲劳源自能量供应和能量需求之间的不平衡。当细胞得不到所需的能量供应，或者对能量的需求过高，或者两个问题并存时，人就会长期处于低能量状态。这会造成能量不足，从而导致疲劳症状。

虽然导致这种能量不足的因素有很多，但最重要的是你要明白，疲劳故事的主角是你的线粒体。

线粒体是什么？你可能记得，在高中或大学的生物课上老师讲过线粒体是"细胞的发电站"。在人体的几乎每个细胞中，都有500～2000个线粒体，它们的工作就是为细胞提供工作所需的能量。线粒体吸收你吸入的氧气和摄入的食物（主要是碳水化合物和脂肪）来产生三磷酸腺苷（ATP），这是为所有细胞和代谢过程提供动力的燃料。

没有线粒体，你的细胞就没有能力产生它们工作所需的能量，这意味着身体的任何过程都无法按照设计的方式进行。毫不夸张地说，没有线粒体就没有生命！

所以从根本上说，低能量水平只是细胞长期能量不足的结果。疲劳是一种症状，当构成身体——肌肉、荷尔蒙分泌腺、心脏、肝脏、大脑等——的数万亿细胞中的线粒体无法产生足够的能量来有效地推动它们工作的时候，就会产生疲劳。

现在通过对有慢性疲劳或处于其他疾病状态的人进行的数十项研究[1]，我们了解到，疲劳综合征和线粒体功能障碍之间的一致性关联包括：

- 缺乏肉碱（Carnitine），身体将脂肪运输到线粒体中作为能量来源时需要它。
- 缺乏产生能量所需的辅酶Q10（CoQ10）。
- 体内抗氧化剂水平较低以及氧化应激水平过高。
- ATP产生率较低。

- 产生能量的功能通路中的基因表达减少，比如与代谢、蛋白质运输和线粒体形态相关的那些基因表达。

核心思想是，宏观层面（你）的能量缺乏是由微观层面（组成你的数万亿个细胞）的能量缺乏引起的。如果你想提升能量，就必须明白线粒体不能产生足够能量的原因，但这是一个极其复杂的问题，研究人员花了几十年的时间才基本搞清楚，我们将在本书中深入揭示。

关键的问题是：是什么导致细胞能量不足？为什么线粒体有时会能量不足？

答案是：信号。

线粒体功能的好坏取决于它们接收到的与环境相关的信号，这些信号来自你所做的或没做的事情。来自环境的信号是决定线粒体能量产生能力是20%还是100%的关键因素。

从长远来看，这些信号还会告诉你的细胞，增加或减少线粒体的数量和大小，这一过程不仅会严重影响你的能量水平，还会严重影响你对数十种疾病的抵抗力，最终影响你的衰老过程和寿命长短。

如果想战胜疲劳，打造一个高能量的身体，关键就是要给你的线粒体提供信号，让它们尽可能地以100%的能力去工作。

线粒体关闭的症状

- ▶ 脑雾
- ▶ 慢性炎症
- ▶ 身体解毒能力不佳
- ▶ 身体耐力不佳
- ▶ 身体在物理或精神层面表现力不佳
- ▶ 慢性疲劳

线粒体关闭是长期处于低能量水平的根本原因。

那么，决定线粒体产生多少能量的环境信号是什么呢？为了回答这个问题，我们必须求助于杰出的医学博士Robert Naviaux，他在推动我们认识慢性疲劳的原因方面起到了重要作用，尤其是让我们认识到线粒体在能量水平中的作用。

几年前，Naviaux博士进行了一项开创性的"代谢组学"研究，他和他的团队观察了慢性疲劳患者体内63条生化途径中的600多种代谢物（细胞代谢的产物），发现与健康成年人相比，这些代谢物惊人地减少了80%[2]，这意味着慢性疲劳患者的整个身体器官和细胞的代谢功能发生了普遍的系统性变化。

有趣的是，Naviaux博士将这种下调的代谢状态描述为化学上类似于一种被称为DAUER的特殊生理状态，这种状态是蠕虫在极端恶劣或有毒的环境条件下进入的一种生存机制。这些蠕虫基本上关闭了它们的新陈代谢，使身体的所有功能运作刚刚好保持在足以维持生存的程度，以期在一个更安全、毒性更低的环境中，它们可以再次启动。

换句话说，Naviaux博士发现，患有慢性疲劳的人的生物化学特征表明，他们的身体正进入一种类似冬眠的模式，并降低能量产生的频率。他们的身体只保留了足够维持生命和基本运作的组织，而不足以以活力和充沛的能量去运作。

关键要点是：

疲劳是切换到了一种生存机制，是身体对你所处恶劣环境的信号的回应。

线粒体及其双重作用

虽然线粒体长期以来一直被认为是细胞的发电站或能量生成器，但通常人们谈论它们时，好像线粒体是在无意识地吸收人体摄入的脂肪和碳水化合物，再将能量泵出。但事实证明，线粒体所做的远不止这些。

Naviaux博士的研究表明，除了产生能量，线粒体实际上还有第二种新发现的至关重要的功能：细胞防御。

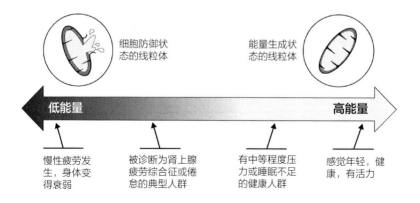

这是一个了不起的发现，对人们理解疲劳有着重大的意义。

Naviaux博士最近的研究发现，线粒体不仅是能量生成器——它们还是压力传感器和细胞防御者。线粒体通过启动Naviaux博士所称的细胞危险反应（Cell Danger Response，CDR）[3]，在保护细胞免受伤害方面发挥着核心作用。"细胞危险反应是一种进化上保守的代谢反应，它可以保护细胞和宿主免受伤害。"Naviaux博士解释说，"当细胞遭遇化学、物理或生物威胁，且这些威胁超出了细胞的内稳态能力范围时，就会引发这个反应。由此细胞内可利用的资源和发挥功能的能力之间产生了代谢不匹配，进而引发了细胞功能的一连串级联反应。[4]

这种细胞变化的级联反应通常会导致脑雾、精神差、身体表现力不佳、慢性炎症、排毒能力差，而其中最常见的就是疲劳。实际上，新发现的线粒体在细胞防御中的作用产生了深远的影响，这是决定它们产生能量的关键性因素。用Naviaux博士的话说：

> "线粒体位于新陈代谢循环的核心位置，其在监控和调节细胞内化学环境的同时，协调500多种不同的化学反应。事实证明，当线粒体检测到细胞会有"危险"时，它们首先进入应激模式，然后进入战斗模式，这使线粒体的大部分用于能量产生的代谢功能下线……能量产生和细胞防御是同一枚硬币的两面……线粒体不能同时100%发挥产能和防御功能。"[5]

这是理解究竟是什么控制人类的能量水平的关键：线粒体扮演着双重角色——能量产生和细胞防御——而这两个功能是互斥的。你的身体越接近防御模式，就越远离产能模式。

线粒体是非常敏感的环境传感器，它在不断地采集样本，检测你的身体状况，并发问："这是在一个祥和安稳的环境中，因此我们应该集中精力产生大量能量呢，还是我们正在遭受攻击或处于应激状态？"

举个例子。想象一下有人在你房子外面释放了有毒气体。如果你说："哦，这没什么大不了的，我们就正常对待吧，把窗户打开，透些新鲜空气进来，可能过会儿我们可以出去走走。"如果你这样做，将是一个可怕的致命错误。如果你继续正常生活，就像什么都没发生一样，你会死。如果你想活下去，你的第一反应应该是关上所有的门窗，待在房子里。

这正是你的线粒体在感觉到威胁时所做的事。

当线粒体感觉到危险时，它们会锁住细胞，这样外界的任何东西都无法进入，它们会关闭正常的细胞功能（比如产生能量）。Naviaux博士解释道：

> "所有我们呼吸的空气和摄入的营养物质最终都被输送到线粒体，来帮助我们运动、思考、工作和娱乐。线粒体持续监测细胞内的化学环境，并通过将其活动从健康功能（产生能量）转变为细胞防御来对危险做出即时反应。当细胞发动战争时，它们的行为与

国家发动战争并无两样。一旦CDR被激活，细胞就会加强它们的边界防护，不再相信自己的"邻居"，并限制与"邻居"进行资源交换。"

要记住，你的线粒体越接近CDR，它们就离细胞产能模式越远。线粒体在细胞防御中发挥的作用越多，你的体感就越糟。

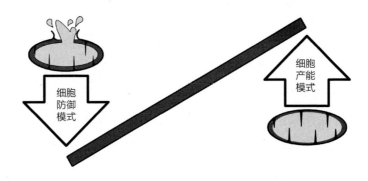

这件事并不是非黑即白，不是说要么你就像年轻人那样精力旺盛，要么你就患上了慢性疲劳综合征。这种处理方式不是通断开关，它更像是调节开关。因此，线粒体得到的正确输入越多，它们就越能进行"和平时期"的新陈代谢运作，在这个过程中，它们将大部分资源投入到产生丰富的能量中。而在感受到威胁时，它们会减少能量生成，将大部分精力转移到细胞防御或"战时代谢"，这就会导致轻微或程度严重的疲劳。

线粒体如何决定是产生大量能量还是停止能量产生？很简单：依据它们对所处的各种环境的反应。

如果这些让你感觉有点抽象，那我举一个更贴近个人经验的例子。回想一下上次你得了严重的流感或者感冒，感觉很不舒服的时候，主要症状之一是什么？很有可能是疲倦感。

在你的身体感觉很累的时候，是不是觉得精力好像也比平时差了很多？这些都是身体进行CDR的典型迹象。你感到精力不足的原因是因为身体关闭了大部分的能量生产机器。

这个简单的日常现象实际上就是理解疲劳的关键。

为了应对压力或危险信号（恶劣的环境），身体通过调节开关来降低能量生成，将资源转向细胞防御，从而可以更好地生存。在这样的背景下，你应该很快就意识到，疲劳实际上是一种强大的、适应性的、在恶劣环境下的智能生存机制。在过度紧张、过度劳累和能量需求超出身体承受能力的时候，这也是一种明智的适应性反应，它会防止你继续过度劳累，并将身体资源转向愈合、防御、恢复和细胞再生。

当你生病、压力过大，或者处于过度劳累和睡眠不足的状态时，疲劳并不是病态的——这是你的身体努力将重心转移到治愈和再生，以使自己恢复健康的自然结果。

这就是疲劳的本质：你的能量下降到了细胞被迫防御威胁的程度。

所以，如果你想知道为什么会疲劳，以及如何消灭它，那以下内容你要牢牢记住：

你的能量水平最终反映的是线粒体感知到的自己所处的环境。

因此，战胜疲劳和恢复能量的中心目标是传递给线粒体正确的信号，这样它们就会感到足够安全，从而重新开始生成能量。

这需要我们首先了解并能够识别环境和生活方式中哪些因素向线粒体发送信号，这样我们就可以修复那些不好的因素，增加那些好的因素。

细胞危险反应

线粒体就像煤矿里的金丝雀，它们对几乎所有你能想象到的威胁、危险或生物应激源都异常敏感，包括：

- 病毒和细菌引起的感染
- 重金属、杀虫剂等各种毒素
- 体脂过高
- 肠道健康不佳，如生态失调或肠漏
- 身体损伤或组织损伤（如晒伤）
- 睡眠不足和昼夜节律失调
- 心理和情绪压力与创伤
- 营养素缺乏
- 过度劳累和过度运动
- 不良饮食

在你的日常生活中，花点时间问问自己："我的线粒体是进入了产能模式还是细胞防御模式？吃这种食物会提升还是消耗我的线粒体和能量水平？"通过问这些问题，你调整身体的觉知力会提高，这也将使你选择食物的行为与身体的线粒体所需保持一致。

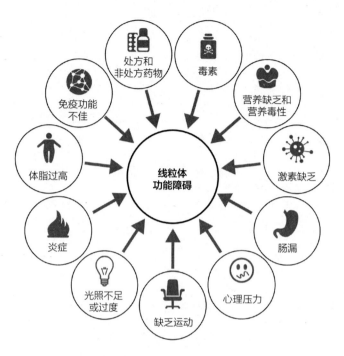

线粒体怎样能检测到这么多不同类型的应激源呢？

答案就在于，几乎每一种类型的应激源最终都会汇聚成几个细胞损伤机制——主要是炎症、氧化应激和细胞损伤。事实上，每一种类型的应激源都会通过其中一条或多条途径对细胞造成压力或损害。例如，饮食不良、微生物群健康状况不佳、睡眠不足、过度运动、体脂过高或者接触汞都可能导致炎症水平增加。人体内的炎症分子——炎性细胞因子（Cytokines），可以被线粒体直接感知，并将其解读为"危险信号"。氧化应激基本上与抗氧化剂相反，当细胞中的氧化剂或"自由基"增加到过量水平时，就会对细胞造成损害。

大多数生物应激源都会导致氧化应激。这种氧化应激也可以被我们的线粒体直接感知。

当细胞受损时，它们会将某些化合物渗漏到血液中，这些化合物作为"危险信号"，可以被其他细胞中的线粒体直接感知。这些化合物分子的存在表明身体受到压力或损伤，它们是驱使线粒体参与CDR，从产能模式切换到防御模式的真正原因。

无论应激源是饮食不良、接触汞或砷等毒素、睡眠不足、体脂过高、昼夜节律失调、高血糖，还是心理压力或任何其他因素，这些应激源在人体内都会转化为以下表现：炎性细胞因子水平增加、氧化应激增加，或是细胞损伤标志物显现。线粒体因此会让自己更接近防御模式，并减少能量生成。

这是你疲劳的根本原因。

为了获得更多的能量，你必须减少发送危险信号的应激源，以此来减少对线粒体的威胁。

你可以服用世界上最昂贵的药物，接受最先进的治疗，但如果不投入时间和精力来消除或大大减少环境和生活方式中的CDR触发因素，你的努力就很难获得长久效应。

营养救星

我帮助 Rea、Neal 和 Jasmine 克服疲惫的基础是，从营养出发制订新的策略。就像我对所有的客户做的那样，我鼓励他们花4～6周的时间集中精力，选择一个应激源作为目标，有针对性地调整饮食，逐步消除它带来的负面影响。对Rea，我专注于调节她的昼夜节律，包括让她提早结束一天的热量摄入，在10～12小时的时间内进食，午前停止摄入咖啡因。3周后，Rea发现自己睡得更久了，入睡更快了，并感觉更有活力了。

然后我专注于其脑部功能，每周让她在她的饮食中加入鱼或海鲜2次，同时在日常饮食中加入1～2份浆果、2～4份绿叶菜。3周后，Rea说她的睡眠有了进一步改善，集中注意力的时间更长了，精力也在稳步改善。

对于Neal，我从他的体成分着手，努力减少他的体脂，增加肌肉量。Neal需要减掉大约36千克的脂肪，所以我专注于增加他的蛋白质摄入量，确保他每餐或（和）加餐至少摄入30克蛋白质。他每天必须有两餐是在家里做的，并且最低限度地使用人工加工的食材。

一开始，Neal不相信减少体脂是解决问题的办法，但我鼓励他尝试两周，同时记录他的精力和情绪状况。令他惊讶的是，他不仅在那两周内减掉了大约4.5千克，而且他感觉疲劳感、易怒和焦虑的情绪都减少了。这给了他再继续两周的信心，而在这期间我们延续了前两周同样的方法，并增加了一个新计划：在每天的1～2餐中加入更多的高纤维蔬菜。当我们6周后复盘碰面时，Neal已经减掉了大约9千克。在过去几年中他头一次感觉这么好。在后续计划中，我会将他每餐的蛋白质摄入量增加到35～40克，同时加入其他计划来改善他的睡眠，比如进一步缩减进食的时间窗口，减少进食频率，加强进食内容的一致性。

同样，我建议Jasmine先选择那些会产生不舒服状况的应激源。对她来说，这意味着聚焦她的肠道健康，因为这已经困扰了她很长时间。开始先食用天然益生菌，每天随餐摄入1次，来提升肠道菌群状况。同时，配合摄入谷氨酰胺（Glutamine），每天15克。前4周里，她做的调整就是这些。Jasmine反馈有一定程度的改善，随后我给她加入了更多的调整计划，包括在每天一餐或多餐中使用煮熟后凉至室温的淀粉类食物，每天有两餐加入高纤维蔬菜。

又继续了4周。到2个月时，Jasmine反馈她已经有了更明显的改善。虽然还没有达到百分百好转，但她的精力水平正朝着好的方向发展，她的肠道情况和排便情况也趋于稳定。因为肠道健康修复需要时间积累，所以在持续了1个月的肠道聚焦计划后，我开始将目标转向她的下一个应激源。

一次聚焦一个压力源，同时配合1～2种营养策略，持续2～4周，而后再增加其他的营养策略，或是再聚焦另一个应激源。这种方法让Rea、Neal和Jasmine的身体情况都有了明显改善。

Rea、Neal和Jasmine体验到的这些改善也是我希望你能体验到的。

庆幸的是，你可以仅使用营养策略来处理最常见的触发CDR的诱因。

每天你吃的东西，要么滋养你的线粒体或者伤害它们，要么给它们传递信号增强或者破坏你的能量水平。没有正确的营养策略，你就很难拥有好的机能基础，难以产生你所需要的能量，也会很难去过你想要的生活。

这本书将带你通览最常见的CDR触发因素和相应的关键性营养策略，让增强能量这件事信手拈来。

昼夜节律失调和睡眠中断、体脂过多和肌肉量过少、肠道健康状况差、生态失调和肠道有渗漏、胰岛素抵抗和血糖失调、神经元功能差、关键激素和神经递质失衡，以及营养毒性和缺乏都是与线粒体健康和能量水平密切相关的CDR触发因素。你的饮食可以通过这些触发因素来提高你的活力。我将在每一章讨论不同的触发因素如何与你的线粒体相关，以及你如何使用营养策略和有针对性的补充来减少应激源，并治愈和建立更多、更强的线粒体。

我想鼓励你用一个全新的角度来看待你的疲劳。当缺乏能量时，人们很容易对自己的身体感到沮丧，变得急躁，并打击自己。人们也很容易讨厌疲劳，想要"对抗疲劳"。无论有意识与否，人们都倾向于苛刻地评判自己。

事实上，大多数人都没有被教过如何优化自己的能量，也没有被告知哪些因素可以提高能量水平。大多数现代医学领域的医生都不谈论线粒体，在功能医学领域也是如此。

我希望你能对自己好一点。此刻这才是最重要的。你决定用这本书中的信息做什么对你至关重要。

那"折磨"你的疲劳呢？与其讨厌它，不如试着将它看作身体设计出来的惊人的生存机制。因为这种疲劳是你的线粒体在充满威胁和压力的有毒环境中努力工作来保持你的细胞，乃至所有器官和肌肉都存活的副产品。试着对你的线粒体表示感谢吧，因为它们做了自己的工作，护你周全，时时刻刻就生活中的危险对你发出警示。

你可以修复线粒体的信号。

你可以尝试清除周边的威胁和应激源，直到你的线粒体认为它是安全的从而再次打开产能模式，收回CDR。

你可以一点点加强你的线粒体，甚至通过一个叫作线粒体生物合成（Mitochondria Biogenesis）的生化过程创造更多的线粒体。因此，当威胁再次来敲门时（它早晚还会来的），你的线粒体已经足够强大和坚韧，有足够的能量来应对危险了。

第
二
章

重新设定你的能量时钟

Rewiring Your
Energy Clock

Megan强忍住泪水。她感觉自己从未休息过，43岁的今天，她觉得自己很失败。

"我不记得上次睡个好觉是什么时候了。"她在我们的第一次辅导中谈到。Megan试过各种睡眠卫生技巧。她在卧室的窗户上使用遮光帘，在睡觉前一小时主动关闭屏幕，在睡觉前花15～20分钟写日记、冥想或静坐。

但似乎什么都不管用。

每天早上5点45分，当闹钟响起时，Megan不得不拖着疲惫的身躯从床上爬起来，她大约能睡5小时。早晨她也没有精力和耐心应付3个孩子。她感到大脑模糊、记忆力受损，她需要用力来维持自己的精神——所有这些都使她作为律师助理的工作更加紧张和困难。Megan也觉得和丈夫疏于沟通，但她没有更多的精力去提升夫妻关系。

Megan对我说："我觉得自己从根本上出了问题，而我永远无法解决。"

解开昼夜节律的奥秘

在西方国家，尤其是在美国，人们有较严重的睡眠问题。

根据美国睡眠医学学会和睡眠研究协会的说法，人们每晚需要7～8小时的睡眠。任何睡眠不足都会对人的健康造成伤害，并会使心血管、代谢问题和心理健康变得糟糕，同时免疫功能和体能也会随之下降，疼痛增加。它还会增加死亡风险[1]。

但近30%的美国成年人每晚睡眠不足6小时[2]。这代表着有超过7500万成年人受此困扰。每3个成年人中就有1个会抱怨难以入睡，难以持续睡眠，或是无法获得恢复性睡眠[3]。睡眠已经成为一项挑战，20%的美国人至少服用一种药物来帮助睡眠[4]。

并不是说人们不想睡觉，而是他们不能。原因是生物钟失调，也被称为昼夜节律失调（Circadian Rhythm Dysregulation）。

昼夜节律是享受健康和充满活力的生活的关键。近期关于昼夜节律的研究非常多，研究发现，昼夜节律是情绪、动力、体脂、新陈代谢、激素节律、细胞再生、睡眠质量、线粒体健康和神经递质平衡的关键控制因素——所有这些都对你的能量有巨大影响。

理想的昼夜节律意味着：

- 深度且不受干扰的睡眠（没有午夜醒来或辗转反侧）

- 不失眠

- 安静、平和的心态

- 情绪的改善

- 更强健的大脑功能，比如更清晰、更专注、更具创造力

- 降低罹患心脏病、糖尿病和癌症的风险

- 一天都精力充足

我那些昼夜节律失调的客户常常也有其他疾病问题，问题叠加使他们的疲劳感更严重。昼夜节律失调可能是现代慢性疾病研究得最深入的原因之一，以至于一个国际研究团队提议将代谢综合征（包括高血压、高血脂、高血糖和体脂过多等一组症状）这一术语改为昼夜节律综合征。[5]

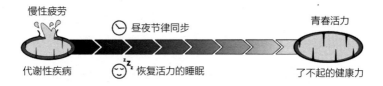

研究还显示，一些最常见的健康状况也与昼夜节律失调有明显关联，包括：

- 肥胖[6]

- 2型糖尿病[7]

- 心血管疾病[8, 9]

- 神经退行性疾病[10, 11]

- 精神疾病 [12, 13]
- 慢性轻度炎症 [14]
- 氧化应激 [15]
- 线粒体功能障碍 [16]
- 癌症 [17]

为了了解你的昼夜节律是如何被打乱的，我们必须回到过去。这个世界可能与我们的祖辈和曾曾曾祖父母生活过的世界大不相同，但有一件事是不变的：每24小时，太阳都会升起和落下。

虽然现代生活已经让我们忘记了自己与24小时太阳周期的联系，但我们的身体并没有忘记。太阳的升起和落下指挥着一曲由激素、神经元和行为反应组成的"交响乐"，而它们控制着我们的新陈代谢和食欲、压力水平、患病风险、衰老、睡眠/觉醒周期和能量水平。

光明与黑暗的外部世界和我们的生化内在世界之间的联系，就是生物钟，或称昼夜节律。生物钟由两部分组成： [18]

- 大脑时钟。这是位于下丘脑视交叉上核的主时钟，它接收来自环境的外部信号，并通过激素和神经递质协调人们身体的反应。
- 身体时钟。这些是组织、器官、脂肪细胞、胃肠道和肌肉组织中的生物钟，它们调节发生在细胞层次上的过程。

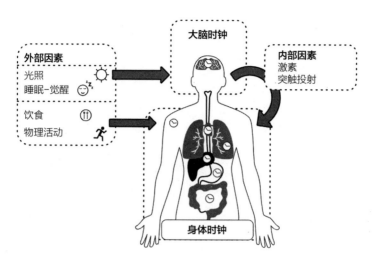

　　大脑时钟和身体时钟一起工作，通过一个叫作"同步（Entrainment）"的过程与外部世界同步。就像人们通过调整钟表指针来确定时间一样，生物钟也受到外界或环境因素的影响，这些因素被称为授时因子（zeitgebers，德语中"授时者"的意思）。其中非常强大的授时因子包括光照、温度、物理活动、饮酒和饮食。

　　授时因子影响不同的时钟。例如，光是大脑时钟的一个强有力的授时因子，但它对皮肤等其他时钟没有影响[19]。同样，吃东西对肝脏和胰腺等消化器官也是一个很强大的授时因子，但它对大脑时钟的影响较小[20]。

　　尽管影响不同，但大脑时钟和身体时钟一直保持着沟通。大脑时钟和身体时钟之间的这种持续沟通创造了人们的昼夜节律系统，它督导人们的睡眠–觉醒周期和能量水平。事实上，睡眠和能量是通过昼夜节律系统连接起来的一枚硬币的两面[21]。昼夜节律是决定人们睡眠质量的主要因素，它控制着睡眠时间、睡眠质量，以及由睡眠深度决定的细胞再生过程的发生与否。

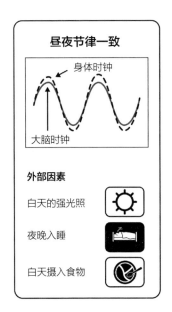
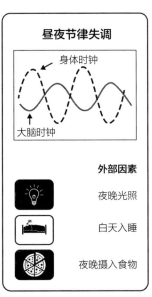

人们所面临的挑战是，生活在一个与大脑时钟和身体时钟设计的信号完全不匹配的世界中。从生物学上讲，人体的设计是为了与太阳的升起和落下相协调。人们生来就是黎明醒来、晚上睡觉的，而不应该整天待在室内，天黑后"顶着"不同的人造光源。人们应该在太阳高照的时候吃东西，在天黑的时候进入禁食周期，而不是在晚上吃大餐或夜宵。

将生活与自然的24小时光/暗周期分开，会给人们的大脑时钟和身体时钟发送错误的信号，使它们无法协同一致，从而导致昼夜节律失调。昼夜节律失调导致睡眠不良，身体无法知晓什么时候该停下来进入休息模式，也不知道什么时候该持续输送能量以保持警觉和清醒。反过来，睡眠不良也会引发昼夜节律失调，所以两者相互影响，很快就形成恶性循环，让人们陷入更深的疲惫不堪，落入倦怠至极的深渊。

昼夜节律与线粒体的联系

当人脑时钟和身体时钟不同步，而人们不得不与失调的昼夜节律做斗争时，它就会以特定的生物和细胞方式耗尽人们的能量。

线粒体减弱

昼夜节律在保持人们的能量生产者——线粒体——健康、强壮方面起着至关重要的作用。事实上，研究表明，昼夜节律失调和睡眠质量糟糕会导致线粒体功能障碍，进而直接促发疲劳。[22]

在一项针对同卵双胞胎的研究中，研究人员发现，与睡眠时间超过 7 小时、享受高质量睡眠的双胞胎相比，每晚睡眠时间少于 7 小时、自述睡眠质量较差的双胞胎的线粒体明显较少。[23]

不仅昼夜节律影响线粒体功能，线粒体功能也通过代谢交互作用影响昼夜节律。也就是说，昼夜节律失调和线粒体功能减弱是一个问题的两种呈现。一个改善了，另一个也会改善。这就可以解释我们是如何将糟糕的睡眠和低能量水平螺旋式转变为深度睡眠和高能量水平的。

　　线粒体也有自己的节奏，它们依赖自身的昼夜节律进行调节，包括氧消耗和能量生成。当这个节奏被打乱时，线粒体就不能发挥至最佳水平。研究人员使用基因改造后缺乏昼夜节律基因的小鼠进行研究，发现其线粒体广泛受损，从而对小鼠的身体功能产生了以下负面影响，如：

- 氧耗和能量生成减少 [24, 25, 26, 27, 28]
- 脂肪氧化以作为能量来源的使用减少 [29]
- 形态变化不明显且分散 [30, 31, 32]
- 线粒体蛋白乙酰化紊乱 [33]
- 线粒体内氧化应激增加 [34]
- 线粒体对氧化应激诱导的损伤的抵抗力降低 [35]
- 线粒体自噬（Mitophagy）受损 [36]

昼夜节律紊乱

合成代谢和分解代谢的昼夜循环减弱

线粒体自噬受损

低能量，寿命减短

昼夜节律良好

合成代谢和分解代谢的昼夜循环良好

线粒体自噬增强

高能量，寿命延长

虽然所有线粒体损伤都会破坏能量水平，但线粒体自噬值得特别关注。

线粒体自噬是线粒体的一种关键机制，它通过清除受损和有功能障碍的线粒体[37]，从更健康、更强的线粒体中再生出更多的线粒体，来保持细胞中线粒体库的健康水平。线粒体自噬对于防止衰老和受损的线粒体积累是非常必要的，这些线粒体会导致氧化应激、能量水平降低和代谢性疾病。

你可能已经猜到了，线粒体自噬就发生在睡眠期间。如果你没有足够的睡眠，你的身体就无法摆脱受损的线粒体，而你的身体就不得不在已经功能不佳且受损的线粒体上继续工作。如果这种情况持续数月甚至数年，那么长期的精力不足就是意料之中且合乎逻辑的结果。

褪黑素减少

褪黑素通常被称为睡眠激素，因为它能够帮助睡眠。当光线很少或没有光线时，人们大脑中的主时钟识别出蓝光波缺乏，然后向松果体（也在大脑中）发送信号，分泌褪黑素。

熬夜和少眠会导致大脑和身体享有褪黑素的时间更少。更重要的是，昼夜节律失调会极大地抑制身体在夜间产生褪黑素，抑制幅度高达70%！褪黑素除了是一种睡眠激素，它还是一种强大的能量激素：并不是说它能立刻提供能量，而是因为它是对线粒体健康最重要的激素。褪黑素具有抗氧化特性，有助于保护线粒体免受氧化物和高毒性自由基的伤害[38]，这些氧化物和自由基过量时，就会损伤线粒体，最终导致能量生成减少。

为了保持线粒体的健康和细胞的功能正常，身体通过使用维生素C、谷胱甘肽等抗氧化剂以及锌、铜等矿物质来清除自由基。但是，大多数抗氧化剂一次只能中和一种自由基，而褪黑素可以同时中和多种自由基，并与其他抗氧化剂结合，发挥协同作用[39, 40]。另外，如果褪黑素被自由基吞噬，其他抗氧化剂就会出现并取代它[41]。

令人惊叹的是，褪黑素还能增加其他抗氧化酶的产量和活性，如谷胱甘肽过氧化物酶（Glutathione Peroxidase）、超氧化物歧化酶（Superoxide Dismutase）和过氧化氢酶（Catalase）等[42]。它还有一种特殊的能力，可以轻易地穿过细胞膜到达线粒体内部，为线粒体提供抗氧化保护，甚至比维生素E和维生素C更为强劲[43]。此外，褪黑素在保护线粒体免受氧化应激方面与人工合成的抗氧化剂一样好，甚至更胜一筹[44, 45]。这些因素，再辅以其他有力佐证[46]，使一些研究人员将褪黑素称为真正的线粒体靶向抗氧化剂[47, 48, 49]。

阻碍大脑中有毒物质的清除

每天，你的大脑在思考和协调身体动作等正常过程中都会产生有毒废物。深度睡眠可以让大脑通过一种叫作类淋巴引流（Glymphatic Drainage）的方式来清除这些废物[50]。睡眠的深度和质量对于让类淋巴系统高效工作至关重要。

当昼夜节律失调和睡眠中断阻止人们的类淋巴系统正常运作时[51]，这些毒素会在大脑中积累，从而导致神经炎症，这是导致长期能量水平低下的已知原因[52]。毒素也会直接或间接地降低线粒体的能量生成。

激素紊乱

昼夜节律失调必然导致激素紊乱。这是一个大问题，因为激素直接或间接地参与了能量生成。举例来说，甲状腺激素对新陈代谢、热能产生和身体生长都很重要。当有甲状腺功能减退时，一些最常见的、会令人衰弱的症状，包括慢性疲劳、身体疼痛和虚弱、体重增加、发冷和便秘等就会出现。

几十年来，我们已经知道甲状腺激素代谢具有昼夜节律，白天水平最低，晚上水平最高[53, 54]。然而这种由低到高的自然振荡会被睡眠中断所破坏[55]。这对新陈代谢和能量生成都不好。

昼夜节律失调也会影响人体生长激素（Human Growth Hormone）的释放，而生长激素对于释放脂肪和糖原中的能量储备以及促进细胞生长和愈合至关重要。与浅眠和快速眼动睡眠（REM）相比，人的生长激素在慢波（深度）睡眠时增幅显著[56]，所以如果你很难进入深度睡眠，那么生长激素水平将会降低，这就会导致能量水平降低。事实上，患有慢性疲劳综合征的成年人相较于非疲劳的成年人，只会释放后者一半的生长激素的量[57]。

最后还有皮质醇，这是一种压力激素，每天早上它会达到峰值，促使我们起床开启新的一天。哪怕存在了几十年[58]，大多数慢性心理和生理的应激源也不会导致任何可检测到的皮质醇水平下降，但毫无疑问，皮质醇水平降低或长期居高不下会导致疲劳，原因可能是，（过低的）皮质醇水平无法传递信号，或是（过高的）皮质醇水平导致身体对信号习以为常[59]。

这就是"夜猫子"们感兴趣的地方。几项研究表明，熬夜和睡懒觉会导致早晨的皮质醇水平大幅低于正常水平[60, 61, 62, 63]。

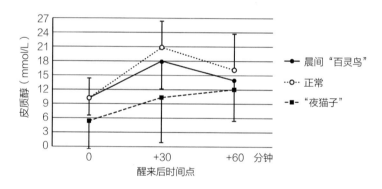

几项研究还表明，睡眠中断和低质量睡眠会导致早晨皮质醇峰值降低，其中一项研究显示，皮质醇峰值会显著下降24%～43%，足以让人被诊断为肾上腺疲劳综合征。

昼夜节律重启

重启需要你付出努力，有意识地控制周遭环境和行为方式，使得大脑时钟和身体时钟能够恢复同步，并尽可能接近自然的24小时光/暗周期。用遮光窗帘保持卧室光线弱，睡前一小时洗个热水澡或泡个澡——启动身体的温度变化，睡前一小时关闭电子设备和屏幕或使用防蓝光（和绿光）的眼镜，又或者睡前写20分钟的日志或做冥想，这些睡眠卫生行为都可以深度地帮助重新设置生物钟和昼夜节律。

个人营养行为也是如此。

对于Megan，我给她的功课是继续保持她的睡眠卫生习惯：使用遮光罩，睡前至少一小时关掉电子设备和屏幕，在睡觉前写20分钟的日志或做冥想，晚上洗个热水澡或泡个澡。虽然仅靠这些还不足以让Megan的睡眠步入正轨，但我知道，如果以上这些再配合我给她的分层级、分阶段的营养策略，她就能克服失眠，重新设置她的生物钟，重置她的昼夜节律，让她的身体在晚上进入休息—再生模式，最终获得她需要的、想要的和应得的无限能量。

运用择时营养法则

饮食影响生物钟的主要方式并不是你吃什么，而是何时吃。择时营养法则研究饮食与昼夜节律的关系，它涉及四种主要策略：

- 进食时间窗口（从你第一口到最后一口食物的时间）
- 进食的时间

- 在一天的早些时候摄入热量占比更高的食物
- 进食一致性

1. 进食时间窗口

每个人（动物也一样）都会在进食和禁食之间交替，这些周期是人们外设时钟（身体时钟）的主要同步信号。

我们从小被教导每天要吃三餐：早餐、午餐和晚餐。你也可能听到有人建议在上午和下午再来1～2次加餐，这就最终形成了每天不止吃3次的社会规范。

当美国政府对62000多名成年人的饮食习惯进行调查时，60%的人说他们每天吃三餐，90%的人说他们每天至少有1次加餐，67%的人说他们每天有2次或2次以上的加餐[69]。然而，当昼夜节律研究领域的专家，*The Circadian Code*（《昼夜节律密码》）的作者Satchin Panda博士研究这个问题时，他得到了一些令人惊异的结果。在3周的时间里，Panda博士让成年人使用App来追踪他们的食物摄入量。他发现，最不经常吃东西的人平均每天吃3.3次，而最经常吃东西的人平均每天吃10.5次[70]。

最重要的是，在Panda博士的研究中，只有不到10%的参与者在12小时内吃完所有的食物，而令人震惊的是，85%的人每天有13～16小时的进食时间窗口。

这意味着人的器官、组织和肌肉中的生物钟不断得到保持活跃和消化食物的信号。来想象一下，你从早上7点开始吃东西，一直吃到晚上11点睡觉前。记住，你的身体时钟不断与大脑时钟在交流，所以大脑时钟也会得到身体需要保持清醒的信号。

当我让Megan追踪她一周的进食时间时发现，大多数时候她的进食时间窗口在14~16小时。为了减少Megan的进食时间窗口，我们使用了一种叫作限时进食（Time-restricted Feeding，TRF）的工具。这是一种饮食模式，它将每天的进食时间窗口缩短到10小时或更少，在下次进食之前，禁食至少14小时。

通过将食物的摄入限制在一天中的某个时间段，并延长夜间禁食的时间，优化能量水平等一些对身体极其重要的事情会在此条件下发生：身体时钟和大脑时钟逐渐同步，使得昼夜节律可以优化和改善身体的代谢状况并产生丰沛的身体能量。这一策略是健康昼夜节律的非常关键的方面之一[71]。

很多动物实验数据表明，TRF可以预防心脏代谢性疾病的发展[72]，而且越来越多的人体研究也发现类似的益处[73, 74, 75]。同时有研究表明，TRF有助于在营养过载的情况下保持线粒体的年轻程度（请记住，大多数人都有持续的营养过载）[76]。

事实上，还有一些研究表明，在6~10小时的进食时间窗口内完成所有食物的摄入可以调节人们的昼夜节律，这也能够改善体脂率、血糖控制、胰岛素敏感性、氧化应激和能量水平[77, 78, 79, 80]。而这一切是在不改变你通常所吃的任何食物的情况下发生的。

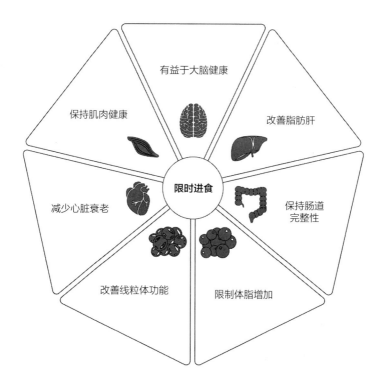

对于 Megan，我的目标是让她的进食时间窗口控制在 10 小时，但我让她先从 12 小时开始来调整和适应。我经常建议我的客户从 12 小时的训练开始，因为这是一个可以实现的目标，对大多数人来说都可以长期坚持，不需要特别剧烈的调整。

我鼓励 Megan 选择早 7 点到晚 7 点，早 8 点到晚 8 点，或者早 9 点到晚 9 点。Megan 选择了早 7 点到晚 7 点。她很确定自己不想在晚餐（通常是晚 6 点到 7 点）后进食，所以她可以在早 7 点吃早餐，以符合选择的进食时间窗口。如果她能做到的话，可以选择把早餐时间推迟，让TRF的时间更为紧缩。

我建议Megan先试一个月，如果她感觉很好，想要尝试将进食时间窗口再收紧的话，那可以一个月后再来尝试。"不用急，"我强调，"如果你觉得在12小时内完成进食感觉已经很好了，那继续坚持就好。"

我总是鼓励我的客户在8～12小时内尝试调整他们的进食时间窗口，看看身体感觉如何，以及哪个时间段最适合自己的生活方式。在框架内的任何调整都是可以接受的，所以请给你选择一个相对容易执行的时间段。

我的客户最喜欢的进食时间通常包括：

- 上午8点至下午6点
- 上午9点至下午6点
- 上午9点到下午5点

然而在某些情况下，有些人根本不能很早吃早餐，因此选择较晚的TRF时间，例如中午12点到晚上8点。虽然并不理想，但对于那些需要充分考虑自己处境的人来说，这无疑也是一种可行的策略。如果你的早晨像打仗一样，那最不明智的就是在早餐时给自己增加压力，所以一定要选择一个你能享受且愿意坚持的时间窗口。

最后，我想澄清一点，TRF不是间歇性断食，它不需要任何极端操作，比如每天只吃一次。TRF是一种日常实践，而不是间歇性的饮食方法，它没有限制你吃多少，你仍然可以在6～10小时的进食窗口内吃2～4餐。相比之下，间歇性断食涉及每周或每月多次禁食超过一天（24小时以上），本质上它与饮食限制有关。

2. 进食的时间

普通美国人中午之前摄入的热量不到每日热量的25%，下午6点以后摄入的热量占37.5%，晚上9点以后摄入的热量占12%[81]。这意味着他们在晚上摄入了将近50%的热量。这是一个严重的问题，因为它扼杀了人的能量水平。

人的胃肠道布满了肠内分泌细胞，当进食时，这些细胞提供了源源不断的神经递质、肽和激素。一个人的代谢健康和能量水平取决于这些胃肠道信号是否与大脑在白天发出的正确信号相匹配[82]。

到了晚上，这些信号就会改变，你吃得越晚，这些信号就越乱，你的身体时钟和大脑时钟就会不一致，睡眠也因此受到影响。一项针对动物的研究表明，通过让它们在应该睡觉的时间进食来改变它们的进食时间，可能会使它们的肝脏以及其他身体时钟的昼夜节律与大脑脱钩[83, 84]。

在倒班工作者的进食习惯中也发现了由于错误的进食时间带来的危害，倒班工作者的肥胖和代谢功能障碍发生率显著高于非倒班工作者[85, 86]。与接触致癌物的职业不同，比如石棉作业或者喷洒农药的工作，倒班工作是唯一一个被归类为本身就是致癌物的职业[87]。

研究还显示，晚上吃东西会导致体脂增加，从而影响到身体能量水平。当给小鼠投喂可导致肥胖的食物时，如果将其进食时间窗口限制在应该清醒和活跃的时间段内（而不是让它们日夜都进食），那么它们不会发生代谢功能障碍（体脂增加）和昼夜节律失调[88, 89, 90]。

研究也同样表明，改变进食的时间会在调整昼夜节律、改善睡眠、保持健康体重和提高能量水平方面产生明显效用。

3. 在一天的早些时候摄入热量占比更高的食物

一方面，在晚上吃太多会降低你的能量水平，另一方面，选择在一天的早些时候，比如在早餐和午餐时摄入一天所需的大部分食物，则有可能在身体能量层面带来益处，比如改善代谢健康和代谢灵活性[91]。

一项研究发现，与一天中热量平均分配相比，丰盛的早餐和午餐可以让脂肪氧化增加，食欲减弱[92]。数据还显示，与一天中食物分布均匀相比，早餐和午餐吃得更多、更丰盛，会增强昼夜节律的基因表达，并放大皮质醇等激素的自然昼夜节律，使其在早上达到更高的峰值，在晚上下降[93]。

在早晨摄入更多的食物可以保证身体在每天早上醒来时得到自然的能量提升。我希望Megan在一天的早些时候摄入更多的热量，所以我安排她早餐和午餐多吃，下午有一次小的加餐，晚餐吃得较少、较清淡。

Megan的生活很忙碌，工作的同时需要照顾孩子，因此我不想用"必须每周做7天，一直做"这种严苛的方法来要求她。所以，我建议她每周这样吃三次，坚持一个月，然后再重新评估。

4. 进食一致性

择时营养拼图的最后一块是练习饮食计划的一致性。昼夜节律系统能够预测事件，并相应地调整身体的代谢反应和激素[94]。

举例来说，一项研究发现，一个经常吃早餐的人如果不吃早餐，那在午餐时他的血糖控制会更差，而那些习惯不吃早餐的人则没有这方面的代谢困扰[95]。

像许多职场妈妈一样，Megan通常都是在忙碌中根据当下的情况随便吃一点，没有固定的时间表。于是，我要求她制订一个传统的进食时间表，包括三餐和加餐时间。她必须把就餐时间写进日历里，提醒自己该吃饭了，这也能帮助她分清事件的轻重缓急，改变她对饮食的重要性的看法。

我非常理解遵守时间表的不易。在试图遵守的时候，生活总是会这样或那样地制造障碍。尽管如此，我们必须明白，从长期来讲，每天在相同的时间段进食有助于优化你的昼夜节律。我们的目标不是为了将计划做到完美，是为了建立起新的饮食习惯。

针对性营养组合

有越来越多的研究证据用来证明不同的宏量营养素（蛋白质、碳水化合物和脂肪）是如何影响睡眠的。来自人类营养研究所和哥伦比亚大学医学系的Marie-Pierre St-Onge博士回顾了关于不同饮食如何影响睡眠的11项临床研究，并提出了几个重要意见[96]：

- 高碳水化合物饮食倾向于将慢波（深度）睡眠转向快速眼动睡眠（REM），并减少每晚入睡所需的时间
- 高蛋白饮食往往会减少夜间醒来的频次
- 与4小时前摄入碳水化合物相比，睡前1小时内摄入快速代谢的碳水化合物更会扰乱睡眠质量
- 不吃晚餐或在一天中早些时候吃东西不会对睡眠产生负面影响

这些发现向人们展示了进食的内容辅以进食的时间对睡眠质量和昼夜节律有多重要。一般来说，在午餐或晚餐时选择高蛋白饮食，佐以慢消化的碳水化合物，如全谷物、豆类和蔬菜，当然，不要离入睡时间太近，就可以获得深度的且有效率的睡眠。

Megan规律性地摄入蛋白质，比如鸡肉和火鸡肉碎，还有

鲑鱼和鳕鱼。对她来说，最大的改变是确保每餐都摄入蛋白质，尤其是晚餐。因为和3个孩子住一起，她的晚餐常常是简单的意大利面或墨西哥奶酪玉米饼。我鼓励 Megan 把她的营养组合看作一个有趣的挑战，而不是一个令人沮丧的障碍。午餐和晚餐，我让她试着做便捷、清爽的餐食，她和孩子们都可以吃的那种，比如牛排、烤薯条和番茄沙拉；墨西哥式鸡汤；咖喱烤手撕鸡肉和蔬菜，配上葡萄干、香菜调味的小菠菜，佐薄荷酸橙酸奶酱；鸡肉香肠、蔬菜和奶油玉米糊。

最后，Megan 和我还谈到了酒。虽然不是酒精爱好者，但她每周都会有那么几次，在孩子们上床后，喝上一两杯。虽然酒精可以帮助人放松，但它也会扰乱人的睡眠。无论是急性饮酒还是慢性饮酒，即使是"社交饮酒（少量陪喝）"（每天2～7杯，无论是350毫升啤酒、150毫升葡萄酒、1.5小杯烈酒，还是某种组合），都会使褪黑素水平降低15%～40%，摄入酒精越多，抑制作用越强[97, 98, 99]。酒精还会大大降低睡眠质量，增加睡眠中断发生的频次[100]。

我建议 Megan 完全戒酒，但如果她不想戒酒，那她需要将饮酒尽量控制在每周1次，最多2次。我也建议你这么做。如果你正在与糟糕的睡眠质量和昼夜节律失调做斗争，我会建议你完全戒酒。即便想喝，也尽量在晚上早些时候喝。

摆脱对咖啡因的依赖

在大脑中一种叫腺苷（Adenosine）的分子会让人感到疲

劳。它与大脑中的腺苷受体结合，从而传递嗜睡信号，这些信号会在一天中随着越来越多的腺苷结合不断累积。而当人们摄入咖啡因时，咖啡因会与这个受体结合，从而阻止腺苷结合使其无法工作[101]，这使人们的感觉更清醒、更警觉，似乎精力充沛[102]。咖啡因之所以有效，正是因为它让人需要更久的时间才会感到疲劳。只有当咖啡因逐渐消失后，腺苷才能再次与属于它的受体结合。

咖啡因可以提供短期的能量提升，这在适当的情况下是有用的，比如当你想增加你的体力或者想提高训练耐力的时候[103, 104, 105, 106]。

但在下午和晚上摄入咖啡因会产生问题，因为它可能影响睡眠质量。一项研究显示，哪怕距离入睡还有6小时，摄入咖啡因也会使睡眠障碍增加。摄入咖啡因的时间离入睡时间越近，对睡眠的危害越大[107]。研究还发现，咖啡因的半衰期，也就是它在人体内保持活性的时间因人而异，从3.5小时到8小时不等[108]。

此外，只需要几天的咖啡因摄入就能让人对其效果产生耐受性[109, 110]，这意味着逐渐需要摄入更多的咖啡因来获得同样的能量提升。这也意味着，没有咖啡因，你的能量水平会下降，你的精神和生理表现也会下降。

当Megan和我在一起时，我大大减少了她的咖啡因摄入量。通常她会在晨跑结束后喝一杯，然后在午餐前再喝两杯，到了下午喝第4杯，有时是第5杯，时间有时会晚到下午4点到4点30。我让Megan慢慢戒掉咖啡因，在下午2点后停止摄入咖啡因。她试了一周，在接下来的两周，我让她慢慢地从4~5杯减少到2~3杯。然后，我让她从周末开始尝试几天不喝酒。戒断咖啡因会伴随头痛，这是真实存在的，所以要慢慢地摆脱对咖啡因的依赖。

我的基于科学的最佳建议是：为了达到有针对性的目的，可以偶尔摄入咖啡因，比如在每周几次的锻炼前想要增强体力，或者如果有一个重要的会议或项目，需要你保持头脑更敏捷。即使非常喜欢喝咖啡，也要关注喝最后一杯咖啡的时间，这很重要。你的睡眠越差，我建议你越早停止摄入咖啡因。通常情况下，我建议，早可过午停，晚的话不要超过下午4点。你越感到疲劳，睡眠问题越严重，你就越应该停止摄入咖啡因。

将改变坚持成习惯

Megan花了两个月的时间来实施这些营养策略。有些时候她没能达成目标，但她确实注意到睡眠逐渐在改善，她开始可以有连续好几晚都睡得不错。慢慢地，Megan觉得精力更充沛，也更有活力，思路更清晰，更容易专注，与她的孩子、丈夫和同事的沟通也变强了。

大部分客户通常实施策略1周后就开始感受到益处，有些人可能要花1个月甚至2个月。这套策略不是设定好了就一劳永逸的。它要将新的进食模式和饮食法，以及不同的营养习惯逐渐纳入你的生活中，成为生活不可分割的一部分。这将把你的大脑时钟和身体时钟重新连接起来，使你往后生活中的昼夜节律能始终一致。这些策略不仅能提高身体能量水平，还会带来广泛的边际效应，比如将罹患数十种疾病的风险大大降低，包括心脏病、糖尿病、肥胖症、神经系统疾病和癌症。

| 行动清单 |

是时候重新调整你的大脑时钟和身体时钟了，这样你将能享受更好的睡眠和更多的精力。我收集整理的行动清单将助你开启这段旅程。清单中的行动的排列顺序是以我的客户执行效率高低为标准的。如果你想从第一个行动开始依次去完成，没有问题。你也可以自己选择从哪里开始，如果你想先限制咖啡因的摄入量，那就立刻去做吧。

为了帮助你更轻松地将新策略融入日常生活中，我把每个行动分成了多个步骤。每一步至少坚持两周。但如果这个步骤让你感到不舒服，或者你觉得需要更多时间去融入，那就继续做，直到感觉舒服，准备好到下一步的时候再跳转。一旦你达到了想要的目标，就可以转向下一个了。只要你需要，可以不断重复这个行动清单。

无论你选择从哪里开始，都要记日记，记录下你的睡眠状态。每天早上，给你的睡眠质量和清晨的能量水平打分（从1到10）。跟踪任何变化，并使用每日睡眠质量和能量水平分数来分析你的进展。

☐ **限制食物和高热量饮料的摄入时间。**
　　☐ 在12~14小时内完成进食。
　　☐ 在10~12小时内完成进食。
　　☐ 在6~10小时内完成进食。

☐ **不要在晚上或临近睡觉的时候进食或饮用高热量饮料。**
　　☐ 晚10点前停止进食。
　　☐ 晚9点前停止进食。
　　☐ 晚8点前停止进食。
　　☐ 晚7点前停止进食。

☐ **在上午和下午完成大部分的进食（例如，在早餐和午餐）。**
　　☐ 在下午3点之前摄入全天约30%的热量。
　　☐ 在下午3点之前摄入全天约50%的热量。

☐ 在下午 3 点之前摄入全天约 70% 的热量。

☐ **进餐时间要一致。**

    ☐ 每天在同一时间进一餐。

    ☐ 每天在同一时间进两餐。

    ☐ 每天在同一时间进餐。

☐ **晚餐时限制快速代谢的碳水化合物的摄入。**

    ☐ 每周有 2~3 天晚餐中没有快速消化的碳水化合物。

    ☐ 每周有 4~5 天晚餐中没有快速消化的碳水化合物。

    ☐ 每周不超过 1 次晚餐摄入快速消化的碳水化合物。

☐ **限制酒精摄入。**

    ☐ 每周有 2~3 晚只喝 1 杯。

    ☐ 每周有 4~5 晚只喝 1 杯。

    ☐ 每周 6 天以上，每晚只喝 1 杯。

☐ **下午和晚上减少咖啡因的摄入。**

    ☐ 下午 4 点后停止喝含咖啡因的饮料。

    ☐ 下午 2 点后停止喝含咖啡因的饮料。

    ☐ 中午 12 点后停止喝含咖啡因的饮料。

第三章

燃脂，增肌，提升能量

Burn Fat,
Build Muscle,
Boost Energy

谈论体重很难。

它让许多人感到羞愧、沮丧和不舒服。当人们携带多余的脂肪时——不管是一点点还是很多——他们都能知道，因为感觉得到。

我经常从客户那里听到的最令人沮丧的事件之一是，他们多年来一直在尝试各种不同的饮食法，从原始人饮食（Paleo Diet）到热量计算（Calorie Counting），从低脂饮食（Low-fat Diet）到低碳饮食（Low-carb Diet）。他们通常一开始都能看到效果，但效果总是维持不了多久。于是他们也不知道下一步该做什么，而如今他们仍在与多余的脂肪和倦怠感做斗争。

这是Christina的故事。我第一次见到她时，她刚满38岁，在过去的一年里，她一直在努力恢复健康和精力。她正在努力从食物成瘾中康复，并在治疗师的帮助下管理焦虑和抑郁。通过计算热量，她减掉了大约4.5千克。

Christina知道她在一年中已经有了许多正向的进步，她的整体健康状况和幸福感都有所改善和提升，但她仍受疲劳和精力崩溃的困扰。她会有一两天感到精力满满，并且觉得很积极、快乐，但随后又陷入崩溃，这种低迷要持续一周，有时两周或更长。

"有些日子太压抑了，我几乎无法自理，就一直躺在床上——或者至少，我就想什么都不做地躺着，但因为有工作和家庭责任在，我没办法。"她说。

她对自己的体重以及体重对情绪产生的影响感到很沮丧。她想减掉大约13千克，但这很难。

第一个孩子出生后，Christina体重增加了9千克左右，但通过节食和锻炼，体重很快就减下来了。她的"艰难期"始于第二个孩子出生后。她不仅在怀孕期间体重增加了大约11千克，而且在生下孩子后，体重开始出现"溜溜球反应"。

Christina说："我尝试了从热量计算到低碳饮食的每一种饮食法，都能帮我减重，但到后期我又会增加2千克或四五千克，有一次增加了将近7千克。""我想减掉更多的体重，但我也害怕，即使减下去了也可能无法保持。我很累，我觉得自己没有精力再坚持下去，但在内心深处，我真的想让自己的身体感觉更好，有更多的精力。"

Christina停顿了一下，深吸了一口气，说："我只是不知道该怎么做。"

解开身体成分的奥秘

Christina清楚地阐述了现今挑战大多数人的体重问题。在美国，估计有三分之一的成年人肥胖，还有三分之一的成年人超重，这意味着有三分之二的成年人体重不健康[1]（世界卫生组织和其他大多数卫生当局将肥胖定义为体重指数BMI大于或等于30，将超重定义为大于或等于25[*]）。

我知道解决Christina精力不足的关键在于改善她的身体成分，这涉及两件事：

- 瘦肉组织（Lean Mass，肌肉组织、骨骼和水）
- 脂肪量（Fat Mass，储存在人体内的脂肪）

虽然对于瘦肉组织和脂肪量之间的健康平衡没有明确的定义，但众所周知，携带过多的脂肪和肌肉量过低都对人的整体健康和能量水平有害。

身体成分是人们面临的真正问题。当把更准确的身体成分测量与代谢健康的指标结合起来时，研究人员提出，美国90%的成年人都是"过度肥胖"的，这意味着他们携带的脂肪过多，而这对他们的健康有害[2]。

在进一步讨论之前，我需要声明：如果你正在与过多的身体脂肪做斗争，你要知道，这不是你的错。

我们这个世界从根本上来讲是肥胖的，意思是说，就目前而言，大多数人（超过70%）的默认命运是超重。相较于以理想的身体成分生活，携带过多的脂肪变得更为常见。在致胖的现代环境中，随身携带多余的脂肪是我们的"人造环境"凌驾于人类进化程序之上而带来的副产品。

与此同时，我们的社会也倾向于对身体脂肪较多的人进行谴责和评判。我绝不会这样做。我的目的是给予有这样困扰的人更容易执行的营养策略，帮助他们减掉过多的脂肪，获得肌肉，并保持一个最佳的和健康的身体成分，从而感到精力充沛，而不是长期感到滞缓和疲劳。

我希望你有这样的想法：身体不是你的敌人，你不是在和敌人战斗。相反，身体是圣殿，而你是在治愈你的圣殿。

身体成分——能量链接

哪怕你的身体成分不是最健康的，这也绝对没有什么问题，但是这种状况除了带来体脂过多和/或肌肉太少导致的能量水平过低，它还带来健康隐患。

肥胖与18种共病风险增加相关，包括：[3]

- 2型糖尿病

- 高血压

- 中风

- 心力衰竭

- 骨关节炎

- 多种癌症

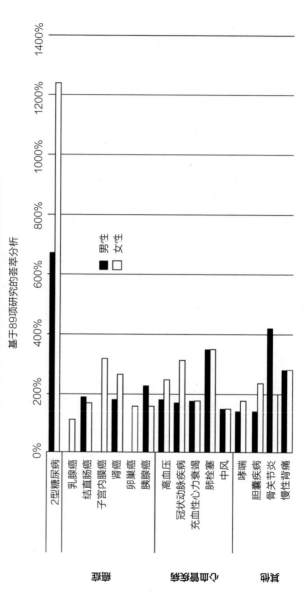

相对于正常体重而言，肥胖带来的共病风险

基于89项研究的荟萃分析

男性
女性

分类	疾病
癌症	2型糖尿病
	乳腺癌
	结直肠癌
	子宫内膜癌
	肾癌
	卵巢癌
	胰腺癌
心血管疾病	高血压
	冠状动脉疾病
	充血性心力衰竭
	肺栓塞
	中风
其他	哮喘
	胆囊疾病
	骨关节炎
	慢性背痛

在全球范围内，肥胖占所有死亡原因的5%，近一半的肥胖者直接死于肥胖[4]。头号杀手是心血管疾病，因其死亡人数占所有肥胖死亡人数的40%，其次是2型糖尿病（占10%）、癌症（占5%）和慢性肾脏病（占5%）。

肥胖也带来了沉重的经济代价。过量脂肪带来的日益增长的健康负担是世界上公认的最严重的健康负担之一，据估计，这一负担约为2万亿美元。这相当于吸烟对全球的影响，或者武装暴力、战争和恐怖主义，或者药物使用、工作场所风险、家庭空气污染、儿童和母亲营养不良以及不安全性行为的综合成本。

如果只看美国的话，每年用于肥胖的医疗保健费用是3400亿美元，占所有医疗保健费用的28%[6]，与正常体重的成年人相比，肥胖患者在直接医疗保健上的花费通常高出42%[7]。

也有许多研究关注生活质量如何随着身体成分的变化而变化。一个对8项研究和43000多名成年人进行的荟萃分析显示，随着体重的增加，与身体健康相关的生活质量会下降[8]。

研究还发现，在涉及能量水平方面，与正常体重的人相比，肥胖的人疲劳的概率要高40%，活力要低7%～12%[9, 10]。

这些数据与鄙视、厌恶或不喜欢无关。卫生和健康部门等都喊出了"与肥胖做斗争"的口号，但这个口号已经造成了广泛的边际损害，例如对食物不健康的偏执、饮食失调、自我厌恶、压力以及由此产生的所有健康危害。

这就是为什么我们不说与肥胖做斗争，而是要将"圣殿"恢复到健康的身体成分，以此来滋养它。

与自我厌恶相比，坦诚地认识到你的身体成分正在增加你的患病风险，降低你的生活质量，并对你的能量水平产生负面影响，这两种态度之间有巨大差异。这只是一个事实：你的身体发生了变化，这些变化使得你离自己理想的健康和能量水平越来越远。

慢性轻度炎症

人类进化出了储存脂肪的能力，这是在暴饮暴食时防止"能量中毒"的一种保护机制，并以此为人类提供在禁食和饥荒时可用的能量储备。然而，人类安全储存脂肪的能力是有限的。

当脂肪细胞得到更多能量时，它们的体积就会扩大。就像气球在破裂前只能容纳一定量的空气一样，脂肪细胞在死亡前也只能容纳一定量的脂肪。当人体内脂肪过多时，脂肪细胞就会不堪重负、功能失调和发炎——所有这些都是脂肪细胞试图阻止它们死亡所造成的影响。这会导致慢性轻度炎症，并在以下三个主要方面引发疲劳：

• 改变大脑中的神经递质和奖励途径
• 导致线粒体功能障碍
• 扰乱睡眠和昼夜节律

当人体内有炎症时，反应是降低其能量水平，以便休息和恢复。炎症是人体出现问题后表现出来的迹象，身体需要保存能量，以便将其聚集起来对抗感染或用于愈合伤口。身体会运送特定的分子过来阻止多巴胺和血清素等神经递质发挥作用，其作用包括调节情绪、进行物理活动、引发动机和产生焦虑[12, 13, 14]。在人类进化史上，人们只有在患病或有物理损伤时才需要休息来恢复身体。而今天，由于现代社会中普遍存在低度炎症，所以人们几乎需要24小时不间断地休息来治愈身体[15, 16]。

想想你生病的时候都会发生什么。感到疲倦，缺乏动力去做任何身体上或精神上的事情，你也可能情绪低迷，或者你的大脑感觉迷糊或缺乏注意力，这些症状统称为疾病行为（Sickness Behavior）[17]。

大量数据还表明，慢性轻度炎症会导致线粒体功能障碍和能量生成减少[18, 19, 20]，这是个坏消息，因为人们的身体需要线粒体产生更多的能量来支持过度活跃的免疫系统[21, 22]。

得克萨斯大学MD安德森癌症中心的Tamara Lacourt博士最近提出，慢性疲劳是由慢性轻度炎症诱导的细胞能量供应和身体需求之间的失衡引发的[23]。

Lacourt博士指出了另一套促发慢性疲劳的诱因：昼夜节律失调和睡眠中断。体脂过多与睡眠质量差相关，比如较为严重的睡眠障碍和睡眠时长不足[24]。睡眠缺失和昼夜节律失调也会导致慢性轻度炎症或者放大体内已经存在的炎症，从而加剧炎症诱导的疲劳。

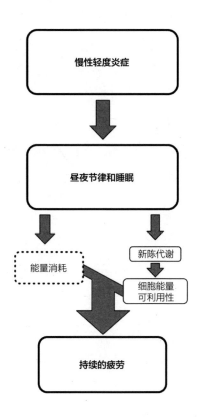

肌肉量太少

当谈论体重时，人们总是免不了把目光聚焦到肥胖和超重上。然而，太瘦以及肌肉量太少同样会对身体和能量造成破坏。一个有史以来规模最大的研究汇总了来自32个国家的189项其他研究的数据，发现过瘦与携带过多脂肪的死亡风险相同[27]。具体来说，当一个人的BMI低于20时，他的死亡风险会增加至与BMI高于30的人面临的死亡风险相同。

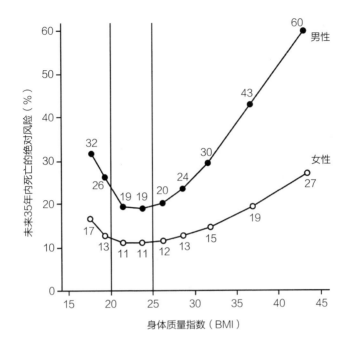

这项研究显示，当BMI低于20时，死亡风险随之增加，这个现象与男性15%的体脂率和女性25%的体脂率形成正相关[28]。

需要明确的是，与过瘦相关的风险来自肌肉量、力量和身体功能的缺乏，它们增加了人们对受伤和死亡的易感性，而非来自体内脂肪较少，这就可以解释为什么健康的运动员和灵活好动的成年人体脂水平较低。

肌肉是新陈代谢的关键调节器，对预防许多慢性疾病至关重要[29, 30]。然而，有很大一部分人符合肌少症（Sarcopenia）的定义，这种疾病的特征是肌肉量低导致虚弱和身体功能受损[31]。在美国，超过一半的50岁以上的成年人、20%～35%的中年人，以及约10%年轻人患有肌少症[32]。

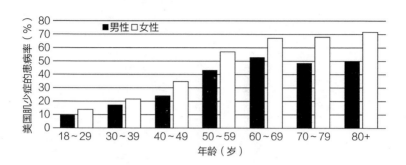

你需要肌肉来活动身体，维持健康的新陈代谢。如果你的肌肉组织少，你的疲劳会来得更快，撑过一天会感到十分困难，因为身体里的线粒体无法产生足够的能量。归根结底，身体功能受损以及肌肉无力都与疲劳密切相关[33]，如果肌肉量较多，疲劳的严重程度会随之降低[34]。

滋养你的"圣殿"

保持身体健康，使能量得以恢复的方法很简单：减脂增肌。

好几项研究表明，适度减重可以提升生活质量和身体的物理功能[35,36,37]。当研究人员观察减重的程度如何影响生活质量时，他们发现，改善程度会随着减重程度的增加而增加[38,39]。

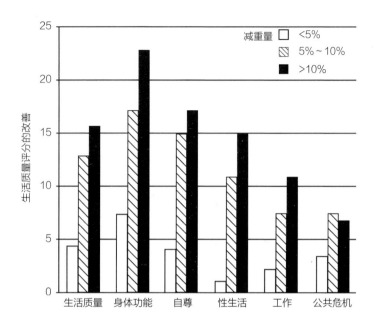

当一个肥胖的人坚持10周的减重饮食，他的精神健康、身体功能、活力、疼痛和社交都会得到改善[40]。

许多客户跟我说，减重真的很难。这并不完全正确。他们知道如何减重，并且成功过很多次。其实，最难的是保持减重成果。

大多数开始减重之旅的人在达到减重平台期和体重开始回升之前会坚持大约6个月[41]。不管他们使用什么方法，例如开始锻炼、开始一种新的饮食法、使用代餐、大幅减少热量摄入，或使用减肥药。

这也是Christina的主要烦恼。于是我告诉她，她其实是知道如何减掉多余的脂肪的，而且一年内减掉4.5千克是一个非常棒的开始。愿意接受食物成瘾治疗师的帮助，这是非常勇敢的一步！我觉得她特别棒。现在，我们将在此基础上继续努力，并最终使这些变化持续下去。我们不打算把重点放在减重上，而是要创造一种新的身体成分，关注的重点就是减少脂肪和增加肌肉。这不是在跟风或是要过度限制饮食。这是给身体正确的营养工具，从而有助于提升体感，提高能量水平，当然也会改变体重秤上的数字。

我给Christina立下目标，将她的减重之旅重新定义为减脂之旅，而后我再深入研究她每天可用的营养策略。

体重和脂肪这两个词经常被画上等号，但它们所代表的含义完全不同。体重，就是你在体重秤上看到的数字，包括你身体的所有部分——脂肪、肌肉、骨骼、水，等等。但当你踏上减重之旅时，你真正想要的是减掉脂肪。你在锻炼肌肉，尤其是在进行力量训练的时候，体重秤上的数字可能不会下降，甚至可能会上升，但你的身体成分会更好，你的健康、幸福感和精力水平都会得到改善。如果你的体重因为肌肉量减少而下降，这是不健康的，也是不可取的。

重点应该是减掉多余的脂肪和增加肌肉。你可以设定一个减脂目标，比如减掉10千克或更多，你可以使用测量尺作为工具，确保你朝着更健康的身体成分的方向前进。我也鼓励你使用其他工具来帮助评价减脂过程和身体成分。在减脂时，身体会自我重塑，所以注意你的衣服是如何贴合你的腰、臀、胳膊和腿的。此外，关注你的能量水平，比如你醒来时是否感觉更有活力，可以在白天工作更长时间，而不需要午睡。注意你的情绪和感觉，比如是否更快乐、更有耐心或更平静。这些都是重要的指标，表明你正迈向更健康的身体成分。

摄入足够的蛋白质

想开始减脂和提升能量？那么让蛋白质成为你最好的朋友吧。蛋白质是唯一支持瘦肌肉生长、维持和修复的宏量营养素。

高蛋白饮食也往往比碳水化合物或脂肪更能消除饥饿感[42]。当身体对蛋白质进行消化或分解时，氨基酸会被留下来，经由全身不同的器官、肌肉和组织吸收，并用于各种功能，包括帮助调节食欲的大脑饱腹中枢。氨基酸还有助于减少人们在吃东西时的愉悦反应（大脑中也发现有此反应），让人们没有动力去摄入更多的食物。

最后一个好处是，相对于蛋白质所提供的能量，在三种宏量营养素中消化蛋白质需要消耗最多的能量[43]。外界将其称为饮食诱导的产热（Diet-induced Thermogenesis）。

当谈到减去多余脂肪时，已经有许多相关研究讨论蛋白质在其中所起的作用了。例如，2012年，南澳大利亚大学（University of South Australia）的Thomas Wycherle 发表了一项荟萃分析，汇总了23种干预措施的数据。他发现，每天摄入

1.1～1.6克/千克*的蛋白质与每天摄入较少的蛋白质相比，可以减去更多的脂肪，同时掉肌肉的现象减少，并带来更强劲的饱腹感，代谢率降低的现象也更少[44]。此外，一个对20项研究

进行了荟萃分析，只关注50岁以上的成年人的研究发现[45]，与摄入较少蛋白质相比，摄入1.1～1.6克/千克蛋白质更容易减去多余脂肪且不怎么掉肌肉。事实上，高蛋白饮食组中有80%的人减掉了超过70%的脂肪，而低蛋白饮食组的成果只有50%。

最后，一项包含74项研究的荟萃分析发现，高蛋白饮食可显著改善数项心血管代谢危险因素，包括减小腰围、降低血压和甘油三酯水平，同时还可增加饱腹感[46]。

每餐都有蛋白质

你不仅要每天摄入足够的蛋白质，而且你需要每餐都摄入蛋白质。这是至关重要的，因为它会刺激肌肉蛋白质合成（Muscle Protein Synthesis，MPS），这是一个自然发生的过程，在这个过程中，肌肉产生的蛋白质被用于修复组织损伤，从而使肌肉更强壮、更精瘦。

为了弄清楚每餐究竟需要摄入多少蛋白质，加拿大安大略省麦克马斯特大学的Stuart Phillips博士汇总了6项研究的数据，发现大多数年轻人摄入0.4克/千克乳清蛋白就能最大限度地增加MPS，而老年人（50岁以上）则需要0.6克/千克[50]。从这个

角度来看，相当于一个体重约80千克的年轻人每餐摄入32克蛋白质，或者一个等重的老年人每餐摄入48克蛋白质。

当你考虑每餐要摄入多少蛋白质时，一个可靠的规则是至少0.4~0.6克/千克。你当然可以吃更多的蛋白质，尤其是随着年龄的增长，摄入更多非常必要。

衰老往往会导致肌肉对饮食的合成代谢反应减弱[51]，这就是为什么老年人每餐都需要更多的蛋白质来最大限度地释放MPS信号。

但即使最大限度地完成了MPS，人们还是需要额外的蛋白质的，这样身体其他部位（比如肠道和免疫细胞）的蛋白质合成才能正常工作。

就Christina的案例来说，我知道增加蛋白质摄入将是使她减脂更强劲和形成更精瘦的肌肉的重要因素。她最初的体重大约是75千克，所以我的目标是让她每天摄入约120克蛋白质（目标是1.6克/千克）。

为了简单起见，她的目标被拆分为每餐至少摄入30克蛋白质。

我不希望Christina过度限制蛋白质来源，所以允许她选择自己喜欢吃的食物。早餐时，她会吃螺旋藻南瓜碗加上松脆的丁香风味麦片。因为她有孩子，所以她也经常做咸味烤蛋糕，里面装满蔬菜，放些奶酪，可以快速复热作为早餐。午餐她通

── 终极蛋白质指南 ──

当我说到增加蛋白质摄入时，我并不是要你把扔掉的培根或油香四溢的香肠添加回来。

当你刚刚开始减脂时，如果不配合运动（刚开始还好），你的目标是每天摄入1.1~1.6克/千克的蛋白质。如果每天三餐的话，那么你大约每餐要吃85克熟肉，再加上0.5~1杯煮熟的豆子*。当然，奶制品、豆制品、鸡蛋和谷物也能提供蛋白质。但你需要的是比重更高的蛋白质摄入，而不要误摄入了更多的脂肪。你可以选择鸡肉、火鸡肉、草

* 译者注：1杯是美国常用的计量单位，通常1杯为240毫升的杯体，重量会随着里面的内容不同而不同。如果盛的是水，1杯的重量就是240克，而其他液体会略有差异。如果是煮熟的豆子，1杯的重量大约是60克。

饲牛肉或野牛肉，以及鱼类，包括金枪鱼、鲷鱼和鲑鱼，还可以选择硬奶酪和软奶酪（适量）或无糖酸奶等乳制品，以及豆类、（一些）杂粮、种子、坚果，包括花生或杏仁等做的坚果酱。

一旦你达到了更健康的体重，并且开始积极地运动，那么你就需要将蛋白质的摄入量增加到每天1.6~2.2 克/千克[47, 48]。这将有助于修复运动造成的肌肉损伤（这并不是件坏事，它可以增强力量），并保持你的肌肉量[49]。**

**译者注：执行的时候还是需要考虑到亚洲人群与欧美人群的身体差异，蛋白质的摄入量根据实际情况调整。

常吃一份富含蛋白质的大沙拉，晚餐是鲷鱼柳配花椰菜泥和脆羽衣甘蓝，以及野生鲑鱼配糙米饭，或者手撕鸡肉配烤蔬菜沙拉，佐以葡萄干和香菜碎。

无论是动物性的还是植物性的，你使用什么蛋白质来源并不重要，只要你确保把它们融入每餐中。所以选择那些你知道你一定会吃的、容易准备的、觉得有趣且愿意尝试的，以及符合你的预算和时间安排的蛋白质来源，这样你可以坚持得更久一点。

当烹饪肉类、禽类和海鲜时，试着用比较温和的烹饪方法，比如蒸、煮、炖、烘焙或加压蒸煮。这是因为当这些食物使用明火烤或熏制等激烈的方法烹饪时，会形成潜在的有害化学物质。

不管你用什么烹饪方法，有一个小技巧可以试试，用香辛料、香草、生姜、蒜和姜黄来烹饪，或者用橄榄油、柠檬汁和/或醋来腌制。这些成分可以阻隔有害化合物，甚至可以阻止它们形成。

蛋奶素和纯素食者的蛋白质摄入

到目前为止，我们主要讨论的是动物蛋白，但我知道很多人选择蛋奶素或纯素饮食，或者更多地依赖植物性食物。这里不评判哪种饮食更好。请选择那种能让你感觉最好、最能促进理想的健康状态的饮食方法。

然而，蛋奶素和纯素食者仍需要注意他们获得蛋白质的来源[52]。大多数植物性来源的蛋白质，如豆类和谷物，提供蛋白质的同时也提供了相当分量的热量。如果你想限制自己的热量摄入，那么可能会出现问题。你可能会因为吃得过多，破坏了高比重蛋白质摄入所能提供的减脂益处，同时也可能摄入了更多的脂肪。

植物性饮食（Plant-based Diet，指食物来源大多依赖于植物性食物）面临的另一个挑战是，人类不能像消化动物蛋白那样消化整个植物中的蛋白质营养素。动物蛋白的人体消化率高于90%，而最好的植物蛋白（豆类和谷物）的人体消化率为60%～80%[53]。

植物性食物偏低的人体消化率是由于被称为抗营养物质（Antinutrients）的化合物阻止了其蛋白质的消化和吸收，如胰蛋白酶抑制剂（Trypsin Inhibitors）、植酸（Phytates）和单宁（Tannins）[54]。虽然烹饪确实降低了抗营养物质的浓度，但不能完全消除它们。这并不意味着抗营养物质和含有它们的植物性食物是有害的（事实上，有很多研究表明抗营养物质，比如植酸，实际上对健康是非常有益的），只是这种蛋白质不像动物性食物中的蛋白质那样容易被人体消化。

如果你是纯素食者，大量地依赖植物性饮食，或者在摄入动物性食物的混合性饮食中努力想要有足够的蛋白质，那么你可以考虑选择植物蛋白粉[55]。在植物蛋白粉中，蛋白质被从植物中提取出来，所以你不会像食用整个植物那样，摄入蛋白质时还会从其自带的碳水化合物或脂肪中摄入额外的热量。此外，用于制造植物蛋白粉的加工方法会破坏抗营养物质，将植物蛋白的生物利用度提高到动物蛋白的水平。这样它们就变得很好用，可以混合到果昔或其他食物中，如燕麦片或酸奶，或者直接兑水饮用。

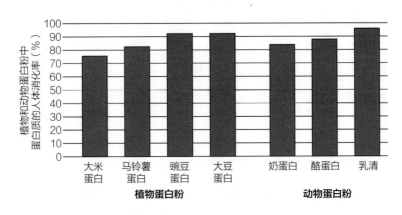

不过，如果你还是想从整个植物中获取蛋白质，那么可以优先考虑富含蛋白质的植物，如各种豆制品（毛豆、天贝、豆腐等）和煮熟的豆类，如小扁豆、豌豆等。其他合适的蛋白质来源包括煮熟的杂粮，如苋米（Amaranth）、藜麦（Quinoa）、燕麦麸（Oat Bran）、野米（Wild Rice）、燕麦片（Oatmeal）和荞麦（Buckwheat）等。

多吃高纤维蔬菜

把增加蛋白质摄入安排妥当后，是时候谈谈蔬菜了。是的，你仍然需要蔬菜。它们不仅营养丰富，而且富含纤维和水分，可以通过拉伸胃和延迟排空[57]来控制你的食欲[56]。

研究表明，仅仅在餐前吃份沙拉就可以减少整餐的热量摄入，人们会因此少吃高热量的食物[58]。少吃的量也不是一个微不足道的数字——可以减少11%的热量摄入。原理很简单，沙拉占据了胃的空间，所以你很快就会有饱腹感。

体积节食法（Volumetrics Diet）是一种基于高纤维、高水分食物的具有饱腹特性的方法。超重的女性在执行体积节食法时，在减少脂肪摄入的同时摄入更多的水果和蔬菜，因此她们的饥饿感减少了。与只是少吃高脂肪食物的对照组相比，试验组的体重减轻了23%[59]。

高纤维蔬菜				
洋蓟	卷心菜	蒲公英叶	蘑菇	菠菜
芝麻菜	花椰菜	茄子	芥菜	节瓜
芦笋	芹菜	蒜	秋葵	番茄
甜菜叶	牛皮菜	豆角	洋葱	萝卜叶
上海青	香葱	羽衣甘蓝	豌豆苗	西洋菜
西蓝花	甘蓝叶	大葱	青椒	西葫芦

Christina的饮食中已经包含了很多蔬菜，午餐通常都是一大份沙拉。对她来说，这一点都不难。我只是建议她多吃些高纤维蔬菜，不必纠结哪些蔬菜是"正确的"，尽情去享受尝试新蔬菜的乐趣。我也建议她挑选那些在当地商店容易买到的蔬

菜，这样执行起来也很简单。这些策略都不需要昂贵的成本，也不需要花费很多时间，所以建议你也从可以轻松买到的食物开始，从最容易的和最能负担得起的食物开始添加。

每餐你都要确保吃大量的高纤维蔬菜。你也可以把它们做成果昔和蔬菜汁，但果昔和蔬菜汁是无法代替天然全食的。

吃天然全食

在进一步优化身体成分的饮食策略中，以高蛋白食物和蔬菜为基础的饮食法完美胜出，这是以完整的、最低限度加工的食物为基础的一种饮食法。我知道这种饮食法一直都有，但是越来越多的研究证明了它的重要性。

讲到肥胖状况横行，暴饮暴食是其最大的驱动因素。我们容易吃得过多的是什么？是加工食品，比如甜甜圈、糕点、冰激凌和比萨。为什么？因为它们很好吃，就像它们被设计的那样。

当人们嘎吱嘎吱吃薯片或把椒盐面包脆塞进嘴里时，他们正在吃进富含糖、精制谷物、脂肪、盐和调味品的超美味的热量"炸弹"。说人们不再为了生存而吃东西并不牵强，人们活着是为了吃。

在迄今为止对动物进行的所有研究中，让它们像吃自助餐那样吃东西（Cafeteria Diet，后称自助餐厅饮食），让它们接触到无穷无尽的不同口味的食物，已经被证明是"最可靠"的增肥方法。这些动物根本无法停止进食，它们吃不饱。

自助餐厅饮食会促进自发性贪食（Hyperphagia），又称暴食（Overeating），导致体重迅速增加，脂肪量增加，代谢紊乱，比如胰岛素拮抗和葡萄糖不耐受[60]。自助餐厅饮食还涉及享乐主义饮食，或为了沉溺享乐而进食，长此以往会产生神经元变化，促使身体更易堆积脂肪[61]。

当哥伦比亚大学研究中心的研究人员让超重的男性和女性吃清淡的流质食物时，他们的体重开始迅速下降[62]。尽管他们想吃多少就可以吃多少，但他们几乎什么也不吃，平均每天摄入的热量不超过500卡——而且都不饿。

在另一项研究中，参与者先是在头两周内只吃加工食品，在随后的两周内只吃未加工食品，或是反之，饮食模式均分为三餐和加餐。前后两周饮食的热量密度和宏量营养素含量是一致的，参与者也被告知饮食不限量。当研究人员观察参与者在每组饮食期间的情况时，他们发现，吃加工食品的人体重增加了约1千克，而吃未加工食品的人体重则减轻了约1千克。研究人员认为，热量的摄入量是造成差异的决定性因素。因为加工食品组会比未加工食品组摄入更多的热量，平均每天多摄入500卡。

然而，尽管热量摄入量存在差异，但两组参与者在饥饿感和饱腹感方面并没有任何差异，这意味着加工食品组需要更多的食物和热量才能达到与未加工食品组相同的饱腹感[63]。

关于"加工"

"加工"食品的定义可能令人困惑。有人默认"任何处理过的东西都是不好的",但这并非完全正确。例如从技术上讲,甜甜圈和螺旋藻都是"加工过的"。然而,它们对身体的影响却大不相同。螺旋藻是一种蓝绿藻粉末膳食补充剂,富含维生素E和B、抗氧化剂和β-胡萝卜素(Beta-carotene)等营养物质,可以用于对抗疲劳,激发免疫功能,促进减重。而甜甜圈,它可能是你经常吃的最糟糕的食物之一。

几乎所有有益的膳食补充剂都是经过高度"加工"的,但它们常常能与健康完美兼容,甚至可以说为提升人们的健康提供了强大助力。

为了准确了解Christina的饮食，我让她做了一周的饮食记录。她当时已经在使用热量限制饮食法（Restricted-calorie Diet），所以收集这个信息很容易。虽然Christina不会重度依赖加工食品，但她每天确实还是会吃一两次快手食品，大部分是加工的0卡或100卡的零食加餐。

停止少食多餐

当谈到减脂增肌时，科学的吃法是，每天吃2～3餐，或者3～4餐（取决于进食时间窗口）可以带来最大益处。这是因为在两餐之间休息停顿会刺激肌肉生长。

研究表明，每3小时摄入一次蛋白质比每1.5小时摄入少量蛋白质或每6小时摄入大量蛋白质都更能刺激全天的肌肉蛋白质合成[64]。

这与一些健康、健身领域的观点相反，他们认为减脂增肌的最佳方式是每天吃5～7顿小分量餐。

消化一顿大餐可能需要5小时，所以合理目标是尽量每3～5小时吃1次，具体取决于进食时间窗口。这意味着在6～8小时的进食时间内你要吃2 ～ 3餐，或者在8～10小时的进食时间内要吃3～4餐。

Christina倾向于少食多餐，因为她常常需要赶时间。为了让她可以更有规律地吃饭，我为她计划了一个10小时的进食时间窗口，每3～4小时吃1餐，一共4餐。

Christina 需要点时间来适应，所以我建议，如果在两餐之间容易饿的话，可以在早上和/或下午加一餐。具体情况因人而异。如果你习惯了少食多餐，你的身体可能需要几周的时间来适应不同的时间表，所以要坚持下去，慢慢地把自己变成只吃正餐。

如果你每餐都摄入足量的蛋白质和高纤维蔬菜，那么这也能帮助你从一餐顺利地撑到另一餐。如果你在餐后几小时觉得很饿，那就回顾一下你上一餐是否摄入了足够的营养，尤其是蛋白质。

增加能量流（Energy Flux）

你可能听过"少吃多动"这句话。

但是少吃可能很难，尤其是如果你不爱运动或者体形小，并且已经在控制热量摄入的话。在这种情况下，吃得少意味着你大概率无法获取保持健康和精力充沛所需的所有营养。

所以让我把这句话改成：多吃，多动。

这是能量流的基础，它是你每天消耗的能量加上从食物中获得的能量的总和。研究表明，最有能力大量减脂的人是通过保持较高的能量流来做到这一点的[65]。

考虑以下场景：

- 消耗 3000 卡 – 摄入 2500 卡 = 减少 500 卡
- 消耗 2000 卡 – 摄入 1500 卡 = 减少 500 卡

两种场景下的每日能量赤字都是500卡，但第一种情况的能量流更高（5500卡 vs 3500卡）。保持高能量流对减脂有神奇的作用，因为它能提高静息代谢率（Resting Metabolic Rate，RMR），降低食欲，减少过度进食的概率。

当你开始减脂时，体内激素的浓度会发生变化，肠道肽（Gut Peptides）、体重和神经系统活动也会发生变化。虽然你想减掉脂肪，但你的身体会把减掉脂肪这个行为视为"不好"的事，所以它会降低你的RMR。当身体试图恢复你丢失的体重时，你的食欲会增加，而你的能量水平会下降。然而一些研究表明，增加能量流可以帮助你防止RMR因节食而减缓[66, 67, 68, 69]。在一项研究中，肥胖的成年人在几个月内减掉了7%的体重，然后在高能量流或低能量流状态下保持3周的体重[70]。在高能量流状态下的参与者每天通过锻炼消耗额外的500卡能量，同时也额外摄入500卡能量来补充。结果显示，他们不仅保持住了RMR，脂肪氧化更高，而且饥饿感也更低。

我知道，当你没有足够的精力时，多动是很困难的。这对Christina来说也是一个挑战，她在生活中几乎没有什么"额外"的部分可以贡献出来。所以一开始，我尽量让这件事对她来讲是简单的，比如每周3~4次20~30分钟的散步。Christina发现这样安排时间很容易，所以她会在午餐后散步15分钟，然后回家或晚饭后再走一次。一开始，她先生会在她享受这段时间的时候照看孩子，但很快这就变成了家庭出游，她的丈夫和孩子也一起加入进来。

对Christina来说，散步是最完美的活动，但对你来讲，你可能想要增加更多的体育活动到你的日常生活中，比如力量或阻力训练、瑜伽、徒步、骑行、游泳或慢跑。研究表明，运动可以提升人们的能量水平[71]。当患有慢性疼痛的人开始阻力训练时，他们的疲劳程度会降低，力量有所增加，疼痛感也会减轻，他们感觉越来越健康[72]。

因为增加能量流和体育活动可以促进减脂增肌，所以我强烈建议你为了自己的整体健康去坚持这样做，不仅是为了身体健康，还有心理和情绪健康。但是如果你感到极度疲劳，或者你的日程安排让你从醒来的那一刻到闭眼睡觉的时候都脚不沾地，那么增加体育活动可能会带来很多困难。这没关系。你可以找个小空间额外做些运动，比如把车停在离商店入口更远的地方，或者多爬几次楼梯。

如果达到高能量流这件事现在还办不到，那么就集中精力为你的身体提供正确的营养——这是任何人在活着的任何时候都可以做的事，也是在任何疲劳程度下都可以开启的能量提升之旅。这一切都是为了你逐渐建立起"多吃多动"的心态。

放弃"完美"饮食

Christina致力于增加蛋白质摄入量，并相信这是可以达到的目标。但她也很想知道减重的最佳饮食是什么。

像许多人一样，Christina几乎尝试过所有流行的饮食法，并在早期都取得了成功，但效果并不持久。我对Christina说了我对所有人说过的话："我不在乎你吃什么。你可以选择生酮饮食、原始人饮食、动植物蛋白混合平衡饮食、地中海饮食、低脂杂食饮食、低升糖饮食、蛋奶素或纯素食——只要你确保每餐都摄入足够的蛋白质，并且你吃的是加工程度最低的真正的食物，以植物性食物为主，那么以上那些饮食法都可以奏效。"

我的建议不是基于趣闻轶事式的证据，而是基于耶鲁大学医学院David Katz博士和他的同事们的发现。Katz博士进行了营养科学史上最重要的研究之一，其广度、深度、方法的多样性和研究结果的一致性均值得关注。

想要回答"什么饮食对健康最好"这个问题，Katz博士和他的团队回顾了数百项关于不同饮食模式对健康影响的科学研究，包括动植物蛋白混合平衡饮食、低脂杂食饮食、低碳饮食、低升糖饮食、地中海饮食、原始人饮食、蛋奶素和纯素食[73]。虽然他们的结论指出，没有足够的面对面的饮食试验来比较不同饮食模式的差异，确定哪种是最健康的，但他们确实发现，最健康的饮食模式包括以下几个特点：

- 最低限度地摄入加工食品，以天然食物为主
- 以植物性食物为主
- 尽可能吃天然饲料的动物产品（例如，野生捕捞的鱼、放牧散养的牛和禽类，以及散养动物的奶和蛋）

我看得出来，Christina被我的话吓了一跳。的确，当一个人习惯了遵循一种特定的饮食模式时，突然减少限制会让人感到害怕。但是，一旦你尝试改变了几个星期、几个月后，你就可以逐渐重塑你的思维模式，不再害怕摄入更丰富的食物。

将改变变为习惯

使用这些营养策略大约两个月后，Christina每周减约0.7千克，一共减了约5.4千克。她已经超过了最初为她设定的运动目标，每周步行5～6次，每次30～45分钟。然后，她准备在每周的运动中增加阻力训练。她在这方面没有太多经验，所以我鼓励她加入当地的健身社团，在那里有不同经验、处于不同阶段的人和专业人士，她可以与他们一起创建自己专属的运动计划，并且学到正确的技能。

总的来说，Christina发现将营养策略融入生活挺容易，但她还不习惯摄入那么多蛋白质，也不习惯每天进食3～4次。她需要更多的饮食计划和准备来确保她能摄入足量的蛋白质。对她来说，用一个晚上来计划一周的饮食，要比每天决定当天吃什么，更有帮助。

随着食物摄入量的增加，Christina也不得不做出心理上的转变。"慢且稳，就是这策略的秘诀。"我告诉Christina，"我知道你想看到体重秤上的数字持续下降，但这样的秘诀可以让你养成更健康的饮食习惯，并且这种习惯将终身陪伴着你。"

当你尝试着将本章中的营养策略用于自己时，要记住，你不是受害者，那些导致你不健康的身体成分的因素，你在任何时候都可以选择逆转它。

健康掌握在你自己的手中。从这一刻起，你可以掌控生活的走向。

给现在的自己一点时间。在你可以的范围内，尽可能用大量蛋白质、低加工的天然食物和高纤维蔬菜来滋养你的"圣殿"，并增加体育活动。这样，你就可以实现积极、正向且持久的改变，进而让你的能量水平变得更好。

| 行动清单 |

下面的行动清单将帮助你通过减脂增肌来开启能量治愈之旅。就像之前一样，选择一或两个你觉得可以立即执行的行动先做起来。几周后，或者当这些成为习惯时，给自己升级或再换一个行动执行。

如果你发现在现在的生活中可以执行超过两个行动，那也很好。只是不要把这些变成执行的压力。你的身体不可能在一天内发生改变，慢慢来。

每个行动都有一个主目标，在它下面有3～4个较小的目标。要真正建立起新习惯，通常需要在正确的方向上小步前进。在到达主目标之前，按你自己的方式一小步一小步地来。

☐ **确保每天的饮食计划可以提供足量的蛋白质。**

　　☐ 计算好理想的蛋白质摄入量，每周有1～2天按此执行。

　　☐ 每周有3～4天可以摄入足量蛋白质。

　　☐ 每周有5～6天可以摄入足量蛋白质。

　　☐ 每天都能摄入足量的蛋白质。

☐ **每餐都摄入足量的蛋白质。**

　　☐ 计算好每餐理想的蛋白质摄入量，每天至少有一餐按此执行。

　　☐ 每天有两餐可以摄入足量蛋白质。

　　☐ 每餐都摄入足量的蛋白质。

☐ **将零食和加餐出现的频次最少化，减少进餐频率。**

　　☐ 每天2～4餐，外加2～3次加餐（高热量饮品也按加餐计算）。

　　☐ 每天2～4餐，外加1～2次加餐（高热量饮品也按加餐计算）。

☐ 每天2 ~ 4餐，无加餐（高热量饮品也按加餐计算）。

☐ **饮食以天然全食为主。**

    ☐ 每天有1餐是从原料开始准备的自制餐，或在餐中只有最低限度加工的食品。

    ☐ 每天有2餐是从原料开始准备的自制餐，或在餐中只有最低限度加工的食品。

    ☐ 每周有3 ~ 4天，只吃自己准备的食物和/或最低限度加工的食品。

    ☐ 每周有5 ~ 6天，只吃自己准备的食物和/或最低限度加工的食品。

☐ **饮食以高纤维蔬菜为主。**

    ☐ 每天有一餐中有高纤维蔬菜。

    ☐ 每天有两餐中有高纤维蔬菜。

    ☐ 每餐都有高纤维蔬菜。

第四章

重建肠道屏障，预防疲劳

Rebuilding the Gut
Barrier to Keep
Fatigue at Bay

有没有想过胃的感受是怎样的？

你腹泻吗？便秘吗？恶心吗？是否某些食物让你的胃"咕噜咕噜"直响？

如果你对以上任何一个问题有肯定回答的话，那么欢迎来到肠道不健康的世界。这是大多数人的状态，但很少有人会想到，这些奇怪的胃的症状和疲劳之间有着紧密且真实的联系。

当Nick第一次来见我时，他说："我三十多岁后健康状况开始急剧下降。我有精力问题、关节问题、抑郁症和皮肤问题，等等。我只有依靠咖啡因才能在一天中保持状态，但即使这样，现在也没什么效果了。"

Nick说，他已经尽一切努力来改善自己的健康状况了——各种各样的饮食法、膳食补充剂和各种各样的锻炼方法。每个似乎都有些效果，但他承认："虽然我感觉自己没那么严重了，但离理想状态或健康状态还差得很远。"

当我更深入地研究Nick的背景时，我发现他总是周期性地出现便秘和稀便，在大多数餐后感到腹胀和胀气，而且经常有轻微的胃部不适。他以为这些问题都是正常的，但事实上，他的肠道已经受损，这是需要治疗的迹象。

解开你肠道菌群的奥秘

2500年前，古希腊医生和哲学家希波克拉底就说过："所有的疾病都始于肠道。"虽然我不完全同意这种说法——疾病可以从其他地方开始，然后引起肠道问题，从而造成功能失调的恶性循环——但希波克拉底说到点子上了。

今天，有大量的研究表明，人的肠道健康与全身各器官系统的健康之间存在联系，包括：

- 大脑[1]
- 肝[2]
- 肌肉[3]
- 脂肪细胞[4]
- 骨头[5]
- 关节[6]
- 肺[7]

研究还表明，肠道健康受损会导致其他严重的慢性身体病症[8]，例如：

- 肥胖 [9]
- 糖尿病 [10, 11]
- 心血管疾病 [12]
- 神经退行性疾病 [13]
- 随年龄增长而虚弱 [14]

肠道健康与肠道菌群的健康有关，肠道菌群是由生活在消化系统中的数万亿微小生物体——病毒、微生物和（大部分）细菌组成的。仅在你的大肠内就存在着大约40万亿微小生物体——数量大致等于你体内的细胞数量——这其中大部分是细菌 [15]。

健康的微生物群有以下几个主要功能 [16]：

- 提供丰富的代谢途径，最终形成一种稳定的互利关系（即，一堆对人体有益的生物化学反应）
- 生长自我调节，预防病原体定植（即，许多不同的细菌不会让任何一个群体超过其他群体，"一支独大"）
- 抵抗侵害，并在受到伤害后恢复健康状态（即，接触病原体或有毒物质时不会产生过度的反应，并在应用抗生素后恢复到之前的健康状态）

尽管由于遗传、生活方式和环境的影响，每个人都有属于自己的特定的细菌组合 [17]，但微生物的多样性决定了微生物群的健康。微生物可以分为有益的和有害的（致病的）两类。

有益微生物在帮助人们保持健康、改善新陈代谢和营养生成、训练免疫系统方面都发挥着关键作用。它们帮助你将吃下的食物分解为维生素、矿物质和宏量营养素，而线粒体利用这些营养素生产ATP，为人体器官、肌肉和组织提供能量。而每个人的微生物群中都有一些有害的病原体（细菌和病毒）。只要微生物群保持健康，有害的病原体就会被竞争资源的有益菌所控制。

但是，当某些东西破坏了奇妙的微生物多样性时——无论毒素还是毒物（如大多数污染物、内分泌干扰物、重金属污染物等），或生活压力、抗生素、纤维摄入缺乏——这种平衡就会被破坏，有害菌的繁殖数量就会超出有益菌的控制范围。随着有害菌数量的增加，它们会接管微生物群，并导致一连串的健康问题，以及疲劳。

肠道–线粒体关联

研究人员正在寻找体内微生物群的健康和能量水平之间的联系，特别是在慢性疲劳综合征方面[18]。很明显，有慢性疲劳困扰的人：

- 微生物群多样性较低
- 能够产生短链脂肪酸（SCFAs）等有益代谢物的细菌较少，而这些有益代谢物是制造ATP所必需的

- 已知能释放有害的炎症代谢物的细菌更多，如内毒素（Endotoxins）

事实上，研究人员发现，一个计算机程序仅根据一个人的微生物群组成和其血液中炎症分子的浓度，就可以预测他是否患有慢性疲劳综合征，准确率达90%。

肠漏和炎症

肠道生态失调是体内微生物群中细菌的失衡状态，与一种非常成问题的被称为"肠漏"（肠道通透性）的疾病相关。

当有益菌减少而有害菌激增时，有害菌会产生比微生物群和免疫系统所能处理的更多的炎性的、致癌的和基因毒性分子，从而导致肠道内壁[19, 20]（肠道、血液和身体其他部分之间的屏障）发生炎症和功能障碍。

消化系统与微生物群协同工作，将吃下的食物分解成身体所需的营养物质，如维生素和矿物质。当这些分子足够小时，它们会穿过肠道内壁，并被血液吸收。然后，这些分子会被运送到数以万亿计的细胞中，线粒体在那里等着它们。

肠道黏膜起到了屏障保护的作用，阻止外来分子进入血液：那些有害菌、病毒、微生物、未消化的食物分子、有害菌产生的有毒副产物，以及生活在肠道中的其他化合物（应该留在肠道中的或被送出去清除的）。

当人们失去微生物群多样性时，肠道内壁会出现孔洞或是裂缝（因此被称为"肠漏"）。当这种情况发生时，外来分子会穿过肠道内壁，进入血液，并被带到身体的各个器官、组织和细胞中。

这时免疫系统——风险侦测器和身体防御器——会立刻启动，马力全开，试图消除它们。这种免疫反应的一个自然副产品就是产生炎症（这意味着肠漏会成为慢性轻度炎症的另一个来源[21, 22]），破坏线粒体，导致出现功能障碍和能量生成减少。

免疫系统紊乱也解释了为什么肠漏与自身免疫性疾病的发生和长期存在有如此强的联系，如[23, 24, 25]：

- 克罗恩病
- 溃疡性结肠炎
- 1型糖尿病
- 乳糜泻
- 多发性硬化症
- 桥本甲状腺炎

自身免疫性疾病有免疫系统过度活跃的困扰。因此，如果你有肠漏，外来分子一直穿过你的肠道内壁进入血液，导致多年炎症，那么肠道健康不佳和自身免疫性疾病之间的关联就变得十分明晰可见。

肠黏膜屏障被破坏

肠道屏障最重要的组成部分之一是一层厚厚的黏液，其富含免疫细胞和抗菌肽，有助于抵御细菌、真菌、病毒和寄生虫。这层黏液是肠道细菌和肠道内壁之间的屏障，它会防止促炎内毒素和抗原的吸收失控[26, 27]。内毒素和抗原会刺激、促发有害的炎症反应。

尽管这层黏膜是肠道微生物的屏障，但它的正常发育在很大程度上依赖于肠道微生物。比方说，肠道杀菌（如杀死微生物群）会导致黏液层变薄和变弱[28]，而定植了健康的微生物群后可逆转这一情况[29]。

当一个人的微生物群类型错误，而不是没有微生物群时，也产生了类似的观察结果。富含碳水化合物的黏液层为存在于微生物群中的多种细菌提供了宝贵的食物来源[30, 31]。在通常情况下，细菌吞噬黏液层是没问题的——人体会全天补充失去的黏液层。

但当黏液层被吞噬的速度超过身体补充黏液层的速度时，就成了一个问题。当体内微生物群不平衡时，或者当你没有吃正确的食物来有效维持微生物群时，它们就会利用黏液层来强化自己。这会导致肠道炎症和肠漏[32, 33]，还会减少双歧杆菌等细菌的数量，而双歧杆菌是有助于建立强大黏液层的细菌[34]。

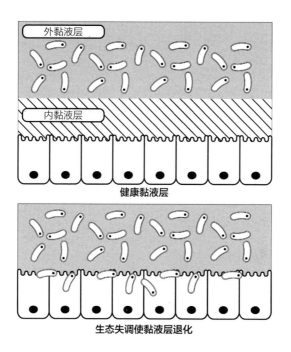

外黏液层

内黏液层

健康黏液层

生态失调使黏液层退化

缺少短链脂肪酸

当人体内缺少有益菌时，肠道就无法产生那些与能量有关的重要代谢物，如乙酸盐（Acetate）、丙酸盐（Propionate）和丁酸盐（Butyrate）——这些均为短链脂肪酸，或者尿石素A（Urolithin A）。

短链脂肪酸有助于调节体内的多种系统，对新陈代谢、食欲、身体成分和免疫功能均有有益影响[35]。它是能量生成的最佳来源之一，比其他脂肪酸要好[36]。短链脂肪酸如丁酸盐，可以在不需要伴侣蛋白或转运蛋白的情况下自由进入线粒体。它能轻而易举地进入线粒体，刺激能量生成所必需的反应[37]。当线粒体功能障碍时，这尤其有用，慢性疲劳患者往往就属于这种情况。特别是，丁酸盐可增加线粒体的能量产生，以及增强将肝脏和骨骼肌内的脂肪用作能量来源的能力，从而预防脂肪肝和胰岛素拮抗的发生[38, 39, 40]。

在肠道内，短链脂肪酸也滋养着人们的肠道细胞，激活抗癌基因，调节细胞凋亡信号，并帮助维持肠道屏障的完整性。研究表明，如果没有微生物群，肠道细胞会因为线粒体功能障碍而极度缺乏能量；而仅仅只是向细胞提供纯丁酸盐，线粒体就会恢复到接近正常的功能[41]。

微生物群会产生大量分子，虽然短链脂肪酸是其中最丰富的，也是对健康和能量最为重要的，但尿石素A也绝对值得一提。尿石素A是由肠道中的有益菌在代谢某些水果（尤其是石榴）、浆果和坚果中的鞣花丹宁植物化学物质（Ellagitannin Phytochemicals）时产生的[42]。

尿石素A是线粒体自噬的强效诱导剂，有助于防止老化和受损的线粒体蓄积，这些线粒体会导致氧化应激，引起代谢性疾病和能量水平降低。

内毒素吸收过多

当某些细菌死亡时，它们会释放内毒素，这是一种超强的炎症分子。当内毒素渗入肠道内壁并被血液吸收时，它们会造成大量的损伤。内毒素如脂多糖（Lipopolysaccharide，LPS）是最突出的"警报分子"，它被免疫系统感知为感染的早期预警。当LPS进入血液时，即使感染从未发生，也会引起强烈的免疫反应[43,44]。这会引发大量的炎症反应——如果它不断发生，那么你将持续不断地遭受炎症困扰。

内毒素也是影响线粒体功能的强大干扰物[45]。当线粒体暴露于内毒素（如LPS）时，氧化应激会增加，线粒体膜稳定性被破坏，导致DNA碎片化以及细胞死亡，并会高度抑制能量产生[46, 47, 48, 49]。有研究显示，慢性疲劳患者血液里的细菌内毒素浓度明显较高[50]。

```
┌─────────────────────────────────────┐
│            肠道健康问题              │
│ ·肠道通透性增加      ·肠道内生态失调 │
└─────────────────────────────────────┘
              引起……
┌─────────────────────────────────────┐
│            微小的生理变化            │
│ ·内毒素吸收增加        ·肠漏        │
│ ·免疫过度反应和炎症标志物升高       │
└─────────────────────────────────────┘
              导致……
┌─────────────────────────────────────┐
│            主要的生理变化            │
│ ·线粒体功能障碍/关闭    ·毒素积累   │
│ ·细胞损伤              ·血脑屏障渗漏 │
│ ·激素紊乱              ·神经递质失衡 │
└─────────────────────────────────────┘
             最终引发……
┌─────────────────────────────────────┐
│           外部症状和影响             │
│ ·嗜睡和疲劳       ·脑雾与认知功能障碍│
│ ·情绪变化         ·焦虑加剧         │
│ ·抑郁风险增加     ·睡眠不佳         │
└─────────────────────────────────────┘
```

必需营养素缺乏

食物是燃料。真的是这样。人们的消化系统将食物分解成生存所需的维生素、矿物质和宏量营养素，而线粒体需要它们来制造能量。但当人体内生态失调，或是不得不与肠漏做斗争时，身体会通过以下几种方式使人出现营养缺乏[51]：

- 不吃某些食物或某类食物，因为会引起不适
- 出现腹泻等情况，导致营养流失增加
- 出现肠道受损或炎症，导致营养吸收减少
- 肠道修复所需的营养增多
- 来自用于缓解肠道不适药物的营养物质的排出增多

研究发现，患有慢性疲劳综合征的成人体内维生素和矿物质（包括维生素D、维生素E和镁）的含量往往较低，而这些物质对优化细胞能量的生成至关重要[52]。这并不是说你个人的营养吸收有问题，只是说肠道的健康状况不佳和疲劳之间存在一种可能的（也比较常见的）联系。

用营养重建你的肠道

根据我的经验，每个有严重慢性疲劳困扰的人都需要重建肠道健康。肠道问题很普遍。好消息是，你的食物选择，以及其他营养策略，都可以在修复和重塑微生物群多样性方面很好地帮助你。研究表明，利用营养和膳食补充剂来修复肠道，慢

性疲劳综合征患者的能量水平往往能得到显著改善[53]。

当你接触从未吃过的食物时，要注意观察你的身体对这些食物的反应，注意它们是否会让你感到腹胀或胀气，让你的胃不舒服，或引起任何胃肠道不适。如果可以的话，放下对身体反应的任何期待，采取一种实验的态度，以开放的心态去尝试新食物，评估结果后，在必要时做出调整。

享受更多的益生元

纤维是你的朋友。

这并不是说你的器官或组织需要它，而是你的有益菌需要它。有益菌以纤维为"美餐"，纤维让有益菌更强健、数量翻倍，并使它们能够完成消化食物和排出废物这些艰巨的工作。

但大多数人，尤其是生活在西方世界的人，并没有在好好喂养他们的有益菌——相反，他们让有益菌"忍饥挨饿"，这就破坏了微生物群所需的丰富性和多样性。美国人平均每天只摄入16克纤维[54]。与旧石器时代的祖先相比，这是一个巨大的下降，据估计，祖先当时每天平均摄入45克纤维（因季节和地理位置而异）[55]。

在现代，土著社会的人体微生物群多样性远远超过其他人类文化，而在其他文化中，随着饮食结构越来越西方化，微生物群多样性有明显减少的趋势。这在很大程度上是由植物性食物摄入量的巨大落差造成的[56]。

西方饮食中水果和蔬菜的比重非常低，而这些果蔬所提供的益生元和植物化学物质（Phytochemicals）是有益菌生长的关键。这对人们的肠道健康、患病风险和能量水平都有巨大的影响。

解决办法简单而明确：多吃纤维，尤其是富含益生元的纤维。

这些纤维对肠道最有益，会刺激特定有益菌的生长、增殖，而这些有益菌可以产生能提升能量的短链脂肪酸（SCFAs），以及对线粒体健康至关重要的其他分子，如尿石素A。一项研究发现，让男性和女性将他们每天的纤维摄入量从平均18克增加到30克，并持续两周，有益的双歧杆菌属浓度翻了3倍以上[57]。虽然不同种类的益生元会刺激不同有益菌的生长，但大多数都提供相似的健康益处，如改善代谢健康、刺激饱腹感、增强免疫功能、加强肠道屏障完整性[58, 59, 60]。

益生元的优质来源		
绝佳	**极佳**	**很好**
洋蓟	菜蓟	菊苣
洋姜	大葱	金丝瓜
婆罗门参	青椒	南瓜
洋葱	胡萝卜	西葫芦
		抱子甘蓝
		花椰菜

菊粉和FOS（低聚果糖）益生元的常见食物来源[61]。

因为它们水分含量高，纤维含量高，且热量密度低，所以不管遵循什么饮食法，你都可以在饮食中大量加入高纤维蔬菜。

如果你的肠道健康状况不好，且当前的饮食倾向于低纤维，那么一开始你可能看不到太大的改善。随着更多的纤维引入你的微生物群，你的肠胃会感到不适，包括胀气和腹胀。而当你的有益菌开始繁殖并变得更强时，这些症状会逐渐减轻。

对于Nick，我首先查看他每天摄入多少纤维量。追踪了5天后，我发现他平均每天摄入14～20克纤维。这与典型美国人的摄入量基本相同，他需要大幅提高纤维摄入量才能让身体有所改善。目前的膳食指南建议，男性每天摄入30～38克纤维，女性每天摄入21～26克纤维[62]。

我想让Nick在本月逐步达到目标摄入量。Nick的饮食非常"美式"，他很少吃绿叶菜，所以我把注意力集中在寻找简单和愉快的方法，让他在日常饮食中加入更多的纤维。他不经常吃早餐，但我建议他早餐吃美式烘蛋或炒蛋。这样他可以在里面加入大量富含益生元的蔬菜，比如洋葱、彩椒、大葱、西葫芦等。在午餐和晚餐中，我建议他增加大份沙拉和炒菜。Nick还会用烤箱做烤鸡，放入洋葱、西蓝花、胡萝卜、花椰菜、抱子甘蓝和欧洲萝卜一起烤制。对他来说，这是一种简单、健康、快捷的烹饪方法，做一次就可以准备出一周的餐食来。

抗性淀粉

当想到淀粉和淀粉类食物时，你可能会联想到碳水化合物和高血糖。然而，并不是所有淀粉都是这样的。最好的富含益生元的纤维之一就是能抵抗消化的抗性淀粉。

这种令人难以置信的纤维已知与肠道中微生物群多样性有关，它可以促进丁酸盐的生成，并改善肠道功能[63, 64]。针对患有炎症性肠病的动物和人类研究进行的一项荟萃分析表明，使用抗性淀粉的膳食补充剂可以显著提升肠道功能的完整性，并降低临床症状的严重程度[65]。

目前已知的抗性淀粉有5种，除了人工合成的抗性淀粉IV型，所有的抗性淀粉都可以在自然界中找到或通过烹饪制成。

抗性淀粉I型可以避开体内吸收，主要是因为消化酶无法接触到它——它通常被困在纤维细胞壁内。这一类型最好的食物来源是低度加工的全谷物，不加工或烘烤要好于炖煮，因为热量和水分的结合会破坏纤维细胞壁。

例如，生燕麦的抗性淀粉含量约为7%，即每100克生燕麦含有7克抗性淀粉。然而在烹饪过程中，由于淀粉颗粒膨胀及纤维细胞壁（阻止消化酶接触淀粉）被破坏，抗性淀粉含量下降到只有1%。想要享受燕麦中的抗性淀粉带来的好处，可以考虑Muesli（一种什锦麦片生食的吃法）或直接撒在酸奶上。

抗性淀粉		
抗性淀粉	描述	食物来源
I型	物理上无法触达	接近天然无加工的全谷物
II型	未煮熟的直链淀粉	生土豆和绿香蕉
III型	逆转	煮熟且冷却的淀粉，如土豆和米饭
IV型	化学改性	合成物，自然界中不存在
V型	直链淀粉-脂质复合物	在脂肪存在的情况下煮熟的高含量直链淀粉，比如炒饭

抗性淀粉II型与I型相似，不同的是，它不是局限在细胞壁内，而是紧密地聚集在一起，以至于消化酶无法穿透它将其分解。这种抗性淀粉含量高的食物往往富含直链淀粉（Amylose，一种淀粉分子），而且需要保持生的状态，因为烹饪会改变淀粉的结构，令其变得更容易消化。最好的例子是生土豆和青香蕉，它们几乎全部由抗性淀粉II型构成（你可以从它们独特的"粉粉的"口感中感受到）。

我当然不是要你吃生土豆或青香蕉，但许多研究证明，在饮食中添加些青香蕉淀粉或土豆淀粉对肠道和健康有益[67, 68, 69, 70]。具体来说，添加它们可以使促产丁酸盐的细菌持续增加，致病菌减少，短链脂肪酸生产能力提升。试着把这些淀粉加入果昔或酸奶中，或者撒在任何你不烹饪加工的食物上。

抗性淀粉III型的可取之处是可烹饪。虽然烹饪会破坏某些类型的抗性淀粉，使其大部分可以被酶消化和吸收，但如果你让煮熟的淀粉在冰箱里冷却，就会形成抗性淀粉III型，也被称为"逆行淀粉"（Retrograde Starch）。冷却后的淀粉分子会重新排列成一种消化酶无法接触到的类型。

几乎每一种富含碳水化合物的食物都会产生逆行淀粉，但最好的例子就是不起眼的土豆。按重量计算，一个煮熟并冷却的土豆含有4%～5%的抗性淀粉[71]，所以如果你把一个中等大小的烤红皮土豆放在冰箱里一晚上，第二天它就可以给你提供近10克益生元纤维。（只是不要复热太久，因为这会导致抗性淀粉分解成正常的可消化淀粉。）

抗性淀粉IV型是一种不能在膳食中天然获得的合成淀粉。尽管如此，如果你将其作为膳食补充剂使用，已被证明，每天只需10克就可以大幅提升促产丁酸盐的有益肠道菌的水平，并且可以改善升糖控制、血脂和炎症标志物水平[72]。

淀粉在脂肪酸（尤其是饱和脂肪酸）存在的情况下烹饪，然后冷却，就会形成抗性淀粉V型[73]。一项研究发现，用一茶匙椰子油和半杯白米混煮，然后放在冰箱里冷藏12小时后，抗性淀粉的含量增加了10倍[74]。事实上，它含有的大量淀粉在此情况下都变得难以消化，以至于它的热量减少了一半！

除了让Nick在饮食中添加更多富含益生元的蔬菜，我们还特意增加了抗性淀粉。搭配Nick做的炒菜，我建议他在前一天晚上煮饭。Nick喜欢一次多做些，所以他会在3~4杯白米中加入1~2茶匙的椰子油。第二天，他做一份蔬菜杂烩，加入些肉类增加动物蛋白，和预先做好的米饭一起搭配食用。

Nick喜欢吃土豆，所以我们只在准备阶段对这种食物做了些改动。我让他把土豆烤好放在冰箱里冷藏一晚，以此来提高抗性淀粉的含量。

多吃发酵食品

天然益生菌提供了数百万至数十亿有益菌（如乳杆菌和双歧杆菌），这些细菌定植于肠道，生成短链脂肪酸，阻止有害的致病菌接近，并与你的免疫系统相互作用，增强抗感染的能力。[75, 76, 77]

你可以通过发酵食品和发酵饮品将各种有益微生物*引入肠道中，其中包括：

- 酸奶
- 奶酪
- 泡菜
- 德式酸菜（Sauerkraut）
- 天贝
- 味噌
- 开菲尔酸奶（Kefir）
- 康普茶（Kombucha）

*译者注：这里主要列举的是各类发酵奶制品和发酵蔬菜，以及含发酵成分的饮品等。泡菜和德式酸菜与我们常见的腌制发酵菜很相似，味噌则与各类发酵豆酱相似，所以均可根据情况用类似的本地产品来替代。

如果你不想吃发酵食品，可以考虑食用益生菌补充剂。大量研究表明，补充益生菌可以帮助将失调的微生物群转变为健康的微生物群[78]。这些益生菌补充剂与我们从大量发酵食品中获得的并无不同。

我尝试着往Nick的饮食中添加发酵食品。酸奶和奶酪成了Nick的主要零食，他还尝试了泡菜和德国酸菜。在最初的几周里，由于发酵食品和富含益生元的蔬菜同时摄入，对Nick的身体来说有点过载，所以我把发酵食品剥离了出来，只专注于给他增加益生元和抗性淀粉。

我很喜欢发酵食品，我的消化系统也能很好地处理它们，但我的一些客户反馈说对发酵食品有诸多不适和不良反应。所以我要明确地讲：你并非一定要吃发酵食品才能获得理想的肠道健康。

我的建议是你可以先尝试一周，仔细观察自己的感受。从少量开始，比如1/4到1/2杯*，看看身体的反应。如果你感到很不舒服，比如胃胀或腹胀，那就减量再试几天，看看身体反应是否有好转。如果你仍然感到不舒服，那就完全拿掉发酵食品，多吃富含益生元的水果和蔬菜。你可能需要重建微生物群多样性，之后再将发酵食品添加进来。

* 译者注："杯"为美式计量单位，你可以从30克到50克开始尝试。

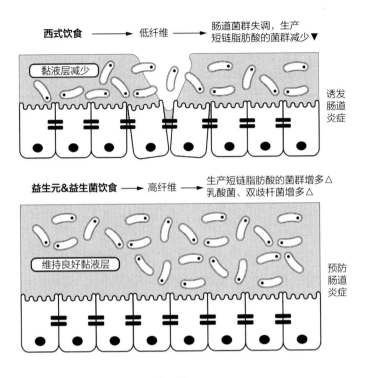

当更多纤维还是不够的时候

在一个完美设定的世界里，增加纤维摄入一两个月后，你的肠道微生物群会变得更健康，线粒体更强大，你的能量水平从而得到提升。

但生活总是不完美的。

对于一些人来说，改用高纤维饮食会加重他们的胃肠道症状，包括胀气、腹胀、胃痛、便秘或腹泻。这是因为一些富含纤维的食物，如蒜、洋葱、大葱、花椰菜、抱子甘蓝、小麦及豆类和谷物等是可发酵的寡糖、双糖、单糖和多元醇（Fermentable Oligosaccharides，Disaccharides，Monosaccharides，and Polyols，FODMAP）。

当一些细菌以FODMAP为食时，它们会产生气体，导致胃部不适及许多其他不适症状。因此，许多人会选择零碳水饮食或低碳水饮食[79]——也被称为"低FODMAP饮食"。

然而，低FODMAP饮食并不能解决生态失调的根本问题；它只是让此类细菌缺乏食物，这样它们就不能产生气体了。在短期内，低FODMAP饮食可能会让人的体感变好，但这可能会对微生物群的健康造成长期损害[80]。

为了扭转生态失调，你需要食用多种富含纤维的植物——可能还需要补充发酵食品——这样可以创造一个强健的体内微生物群。这是解决此类消化问题的唯一方法，它可以从根本上解决问题，而不是简单地掩盖不适的症状。

对于一些人来说，这可能比较难实现，因为该策略会导致消化困难。如果你就是这种情况，请不要放弃。直接转至低纤维饮食可能是个很诱人的选择，但我还是鼓励你去寻求健康专业人员的帮助，他们可能会给你更多的指导。

在这种情况下，大多数人需要一个个性化的方案来修复、再生和恢复他们的肠道健康。方案包括，可能需要使用短期抗生素或草药型抗菌剂，首先杀死部分有害的致病菌，然后通过摄入益生元、发酵食品及其他含有益生菌的食物，以及服用益生菌膳食补充剂来重塑肠道菌群。

坚持，将改变变成习惯

在Nick最初的饮食调整进行了6周后，我们复盘时他表示，没想到多摄入纤维这件事比他想象得容易。正如我所建议的，他在头两周主要增加摄入富含益生元的蔬菜和水果。起初Nick也有肛门排气、腹胀和胃痉挛这些现象，但到了第二周它们就明显减轻了。

这一次，他加入了1/2～3/4杯的发酵食品，主要是泡菜或德式酸菜，或者混合了蓝莓、覆盆子、草莓或苹果的酸奶（苹果是不去皮的，因为苹果皮中的纤维含量很高）。这次他仍然有肛门排气、腹胀和胃痉挛的现象，但因为已经有经验了，所以他没有觉得特别不适。一周后，胃部仍有不适，所以Nick减少了摄入比例，这说明他体内的微生物群需要更多的时间再生。

在精准控制分量、倾听身体的声音这件事上，Nick做得很棒，所以他的重建微生物群的饮食计划也做得很周详。6周后，他的饮食状态是每天摄入45～50克纤维，他注意到自己身体的能量提升了，胃的状况也有了明显好转。Nick说："直到有了好的体感后，才会意识到曾经的体感有多糟糕。现在我排便正常了，胃痛也减轻了很多。"

在最后一次辅导中，我告诉Nick："纤维是你一辈子的朋友。摄入纤维不是一种临时性的策略，比如症状有所改善后你就可以把它踢到一边了。事实上，你需要不断地喂养你的微生物群。那些细菌是否有益，最终取决于你。给它们适当的营养，它们就会帮助你满足线粒体的需求。"

肠道问题是现代人面临的最普遍的健康挑战之一。你必须"勤奋地"照顾你的微生物群，并全力支持其多样性。不管你有肠道问题多久，都可以纠正。当你这样做的时候，你整体的健康状态和精力水平都会得到显著改善。

|行动清单|

下面的清单将帮助你开启能量治愈之旅，它将帮助你解决肠道问题，建立一个强大的微生物群。我建议你选择1~2个你觉得可以做到的行动并尝试至少两周，或者直到你感觉舒服为止。

你可能会发现你能够一次实现两个以上的挑战。这完全没问题，但注意，不要过度。微生物群不会在一夜之间重建，所以慢慢来，确保这些变化你可以坚持下去，然后再进行下一个。

和其他章节一样，每个挑战都有一个主目标和三四个小目标。这是我有意为之的，因为建立新习惯通常需要在正确的方向上缓慢行进才能达成。我建议你从第一步开始做，循序渐进地达成主要目标。

在此期间，你的胃肠道不适有可能会加剧，但随着微生物群再次繁殖，这种不适在理论上会消退。如果感觉特别不舒服，那么就放慢进程或回到上一个挑战，或减少挑战的数目。

□ **饮食结构以高纤维蔬菜为主。**
　　□ 每天一餐有高纤维蔬菜。
　　□ 每天两餐有高纤维蔬菜。
　　□ 每餐都有高纤维蔬菜。

□ **在饮食结构中加入富含益生元的蔬菜。**
　　□ 每天一餐有"很棒的"或"好的"富含益生元的蔬菜。
　　□ 每天两餐有"很棒的"或"好的"富含益生元的蔬菜。
　　□ 每餐都有"很棒的"或"好的"富含益生元的蔬菜。
　　□ 在以上基础上，在一餐或多餐中添加一个"绝佳"来源的食物。

□ **在饮食结构中加入抗性淀粉（注：不需要所有种类都加上，根据你的饮食偏好选择即可）。**

    □ 在一餐或多餐中加入可生食的最低限度加工的全谷物。

    □ 在一餐或多餐中加入青香蕉或土豆淀粉。

    □ 在一餐或多餐中加入煮熟并冷却的淀粉类食物。

    □ 用椰子油煮饭，煮好后冷却了再吃。

第
五
章

控制血糖波动，稳定能量

Controlling Blood
Sugar Swings to
Stabilize Energy

"这到底是怎么回事，为什么是这个时候出现这个状况？"Bill说起来也很困惑。这是我们第一次咨询见面，他的医生刚刚诊断他为糖尿病前期，并建议他服用处方药来控制血糖水平——否则，按照医生的说法，Bill很快就会患上2型糖尿病。

Bill 60岁出头，刚刚当上了爷爷。他说："我想陪在孙女身边，和她一起做很多有趣的事，我很害怕这是我人生走下坡路的信号。"

更加令他担心的是，他的父亲也是在人生后期患上了2型糖尿病，最终死于心脏病。（2型糖尿病会显著增加患心脏病的风险。）

Bill不想步父亲的后尘，但他也不太想服用医生开的药。

糖尿病前期是Bill目前最大的健康问题，但他来找我其实还带着其他困扰。他说："我吃完饭就会觉得很累，只想躺下，一整天我都不断地在从精力充沛到努力保持清醒中循环。"

我理解Bill的感受。任何时候，当一个诊断落到一个普通人头上，或者医生对某人身上发生的症状没有一个确定的结论时，都让人恐慌。而人们不知道是什么导致了疲劳或身体不适时，也是令人十分沮丧的。但Bill的情况，我很清楚地知道是什么出了问题：他的血糖水平。

解开血糖之谜

人体需要血糖，特别是葡萄糖。

线粒体利用葡萄糖（以及脂肪和来自蛋白质的氨基酸）为细胞制造ATP。然而有些器官，则使用葡萄糖作为主要的燃料来源，比如大脑，它需要稳定的葡萄糖供应，来保证正常运行。葡萄糖来自碳水化合物。当碳水化合物在体内进行消化代谢时，它们会被分解成葡萄糖，然后通过肠道被血液吸收，并被输送到全身细胞，产生能量或存储备用。

吃完饭后，人的血糖水平会自然上升。然后，在下一顿饭之前，血糖水平会跌到最低值。这种升降是正常的，但它有一个严格的调控范围。如果血糖水平过低，人可能会陷入昏迷甚至死亡；如果血糖水平持续过高，则会损害血管、神经和身体器官。

人需要葡萄糖，但不能太多也不能太少。

然而，有数以百万计的人的血糖水平都控制不佳，这意味着身体失去了稳定血糖水平的能力，这对他们的整体健康和能量水平都会造成严重影响。

在美国，大约42%的成年人被诊断为糖尿病前期或糖尿病——大约30%的人被诊断为糖尿病前期，另有12%的人患有糖尿病，其中大多数是2型糖尿病[1]。当身体的血糖长期处于高水平，且无法降至健康范围时，就会发生2型糖尿病。这被称为"高血糖"（Hyperglycemia）。

糖尿病前期或糖尿病都是比较严重的健康问题，它不仅仅是让人感到疲劳这么简单。一项包含97项研究，涉及82万多名成年人的荟萃分析显示，即使排除了血脂、炎症、年龄和BMI等其他危险因素，患有糖尿病仍会使人的整体死亡风险陡增80%，死于其他原因的风险增加3倍以上[2]。

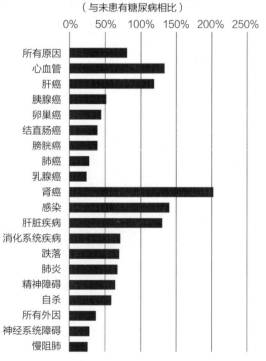

患2型糖尿病死于各种原因的风险
（与未患有糖尿病相比）

糖尿病的诊疗费用也很昂贵，美国每年花费约3270亿美元在糖尿病诊疗上，大约每7美元的医疗支出中就有1美元用于此[3]。从个人层面来看，如果你患有糖尿病，你每年要支付的医疗费用将是非糖尿病患者的两倍多：糖尿病患者为16752美元，而非糖尿病患者为7151美元[4]。

对于那些根据既定诊断标准没有被确诊为糖尿病的人来说，饭后血糖水平居高不下仍是一种健康风险。因为即使他的血糖水平仍在医学界认为的正常范围内，但随着血糖控制能力变差，他患心血管疾病或死于心血管疾病的风险仍会增加[5]。

关于血糖控制的最后一个也是十分关键的问题是血糖波动（Glycemic Variability），它指的是血糖在全天从高到低的波动。研究表明，血糖波动是糖尿病患者和非糖尿病患者每日平均血糖水平的主要决定因素[6]，是独立于糖尿病并发症的传统危险因素之外的重要决定因素[7, 8]。

了解血糖与线粒体的关系

因为细胞以葡萄糖为燃料，所以如果血糖水平上下波动得厉害、降得太低，或者居高不下太久，你就会感到疲劳。而不稳定的血糖水平还会影响线粒体，因此你也会感到筋疲力尽。

低血糖

当血糖水平降得太低时，被称为"低血糖"（Hypoglycemia）。

这种情况通常来得相当快，是公认的癫痫、呼吸暂停（无法呼吸）和心脏病发作导致猝死的原因[9]。

由于死亡对一个物种的生存不利，因此生物进化产生了一些强有力的权宜之计来防止低血糖发生。例如，当血糖过低时，肝脏会不断分泌葡萄糖，来保持人体血糖水平全天稳定，肾上腺会迅速制造肾上腺素。

虽然需要医疗护理的临床性低血糖并不常见，但不要因此认为低血糖问题不存在。大约1/3的成年人在进食后会出现低血糖症状[10]，而这个数字在糖尿病患者中激增到3/4，这通常是因为他们服用了抗糖尿病药物[11, 12]。

这被称为"反应性低血糖"（Reactive Hypoglycemia），当在进食后2~5小时血糖持续性处于低位时它就会发生。反应性低血糖通常由多种因素引起，如胃排空加速、肠道激素分泌过度、胰岛素反应延迟或过度、胰岛素抵抗导致代偿性高胰岛素血症或甲状腺功能减退[13, 14]。

如果你在进食后血糖仍然很低，那么肌肉、组织和器官（如大脑）的可用能量就会减少。人类大脑中的神经元具有最高的能量需求，需要血液持续输送葡萄糖[15]。虽然大脑只占人类体重的2%，但它消耗了20%的以葡萄糖为来源的身体能量，这使它成为葡萄糖的主要消耗者。

如果你的血糖降到过低，尤其是在进食后，你可能会觉得：

- 疲劳

- 颤抖

- 头晕

- 混乱

- 情绪化

- 焦虑

有些人在没有低血糖的情况下也会有反应性低血糖的症状[16]。这被称为"特发性餐后综合征"（Idiopathic Postprandial Syndrome），目前尚无明确的发生原因（"特发性"指"原因不明"）。

最好的解释是，所有参与调节血糖的激素都能维持正常的血糖水平，但它们需要达到很夸张的浓度才能完成这个工作[17]。例如，胰岛素反应延迟通常会导致低血糖，这时肾上腺素激增来防止低血糖。尽管如此，身体还是会出现出汗和颤抖的反应。

事实上你感到疲劳，不仅仅是因为细胞没有足够的燃料，同时也是因为此时线粒体遭受了环境打击。低血糖发作或发生低血糖症状，会导致线粒体功能障碍。当血糖水平降到过低时，氧化应激就会增加，这使得线粒体进入细胞防御模式，从而进一步减少能量生成[18]。

高血糖

就像不希望血糖水平降得太低一样，人们也不希望血糖水平持续居高不下。高血糖的症状包括：

- 疲劳
- 口渴／饥饿感增加
- 视力模糊
- 尿频
- 头痛

慢性高血糖不仅会导致糖尿病前期和完全型糖尿病，而且高血糖是引发体内氧化应激的一个重要源头，即使它只是间歇性地发生，比如只在饭后[19, 20]。体内氧化应激会损害线粒体，并导致能量生成不足[21, 22, 23]。

对能量水平的另一个打击是，餐后葡萄糖激增引起的氧化应激会刺激免疫系统分泌炎症信号分子[24]。这不仅会通过前面提到的"疾病行为"引发疲劳，而且会导致神经炎症，最终发生神经退行性疾病和认知功能障碍[25]。

血糖飙升也会抑制大脑中的食欲肽（Orexin）信号传递[26]。食欲肽是一种神经递质，会让人感到清醒，有意愿进行物理性的身体活动。如果血糖控制不佳导致食欲肽水平低，那么人就会觉得比平时更累、更疲劳。

所以，不管你的个人健康状况如何，血糖控制不佳都会消耗你的能量水平。餐后血糖激增和反应性低血糖都会引起氧化应激和线粒体功能障碍，尤其是在大脑区域。

如果你患有糖尿病，且血糖水平一直慢性升高，那么你的能量水平只会持续下降。慢性疲劳是2型糖尿病患者的一个常见问题，大约2/3患有此疾病的成年人都有这个问题，它是此疾病患者最常抱怨的第二大症状[27]。

即使对血糖水平控制得很好的糖尿病患者来说，疲劳也会持续存在——这是可以理解的，因为线粒体功能障碍是2型糖尿病病症的内部问题之一[28, 29]。

如果你患有2型糖尿病，它不仅会通过生理作用，而且会通过心理作用和生活方式来降低你的能量水平[30]。一些专业人士创造了"糖尿病疲劳综合征"（Diabetes Fatigue Syndrome）这个词，用以将糖尿病引起的疲劳与其他原因引起的慢性疲劳区分开[31]。

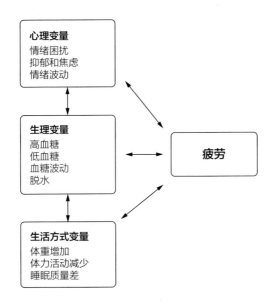

超出你的个人脂肪阈值

每个人都有一个最佳的身体脂肪量范围，保持在这个范围内，代谢系统就能够正常运作。一旦超过了这个所谓的个人脂肪阈值（Personal Fat Threshold）的上限，代谢系统就会出现功能失调，从而导致2型糖尿病[32]。

为了安全起见，人体会在皮肤下储存脂肪。这种皮下脂肪吸收了人体的器官和肌肉不需要的多余的葡萄糖和脂肪，并为它们提供了一个安全的储存场所，供以后在禁食和遭遇饥荒时使用。当脂肪细胞吸收更多的能量时，它们会像充气的气球一样体积膨胀。但是气球只能容纳一定量的空气，超过就会"爆炸"。同理，当脂肪细胞的体积达到临界值时，它们就会切断自己的能量供应来保全生命，同时分泌分子促成新的脂肪细胞形成，从而吸收更多能量[33]。

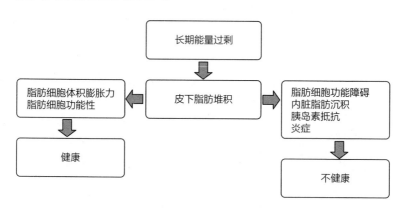

这种产生新脂肪细胞和分配能量负荷的能力在很大程度上取决于基因，这也是个人脂肪阈值的基本特征之一。体内脂肪

细胞越多，在代谢发生异常前能够堆积的脂肪就越多[34, 35, 36]。这就是为什么有些人超重但是代谢仍然保持健康，而有些人则不然。这也解释了为什么有些人虽然有一个"正常"的体重，但仍会患上2型糖尿病——这是因为他们的脂肪细胞超出了个人阈值。

当脂肪细胞变得过大时，其为了维持生命会产生胰岛素抵抗，而此时身体就会出现代谢功能障碍[37]。如果没有其他脂肪细胞来做吸收多余葡萄糖的工作，那么身体会试图通过泵出更多的胰岛素来克服脂肪细胞引发的胰岛素抵抗。这种方式是有效的，但是它会导致脂肪细胞中储存大量的脂肪，引发氧化应激、炎症和无法克服的胰岛素抵抗。

至此，脂肪细胞功能已经失调[38]。脂肪细胞的氧化应激和炎症使促炎信号分子释放，从而引起全身性炎症。无法克服的胰岛素抵抗导致脂肪酸泄漏到循环中，错误地储存在骨骼肌、肝脏和胰腺部位（Ectopic Fat，脂肪异位沉积）[39]。全身性炎症和异位脂肪都会导致全身性胰岛素抵抗，从而引发代谢功能障碍。

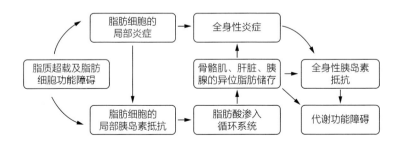

胰岛素抵抗和代谢功能障碍最终会使身体极度疲劳，若长此以往，最终达到顶峰，就会发展为2型糖尿病。

稳定血糖的策略

如果你想要能量充沛、健康状态良好，那么你的血糖水平就要白天和晚上都稳定。这意味着要尽量减少血糖飙升，防止餐后血糖大幅下降，避免慢性高血糖，因为这些都可能会使你患上2型糖尿病。

如何改善血糖水平和控糖？这里最重要的是饮食。血糖水平与两件事直接相关：① 饮食；② 身体脂肪。

当你对以下营养策略进行学习的时候，我希望你把注意力集中在恢复身体的控糖能力上。因为这种能力你生来就有，它就在你的饮食中。饮食本身可以重新调节你的血糖水平，甚至可以逆转已被确诊的糖尿病前期和2型糖尿病。（是的，真的可以。）

我在前面详细介绍的某些营养策略你可能已经很熟悉，因为它们和帮助你调整能量时钟和减少脂肪的策略相同。在本章中，我将分享与此相关的科学依据，并告诉你为什么要采用这些策略来控制血糖波动。

任何时候你都可以回顾之前的章节，尤其是第二章和第三章。昼夜节律失调和过多的脂肪通常与血糖问题密切相关，所以睡眠恢复和减脂行动都会提升你的血糖控制能力，特别是如果你已患有糖尿病前期、2型糖尿病或其他形式的代谢功能障碍。

对于那些非糖尿病患者来说，血糖问题恐怕仍是造成你疲劳的主因。我的建议是定期做血检。一定要检查空腹血糖（Fasting Glucose）、糖化血红蛋白（HbA1c）和空腹胰岛素（Fasting Insulin）。对口服葡萄糖耐量试验的葡萄糖/胰岛素反应也有助于确定你的血糖控制力。

最后，注意你饭后的体感。食物就是能量，所以在理想情况下，你应该在吃完后感到精力充沛，而不是昏昏欲睡或困倦不堪。虽然餐后能量水平不仅仅与血糖水平有关，但血糖是前者的主要决定因素和影响因素之一。如果你经常在饭后感到疲劳，那么你需要密切关注这一章。

逆转2型糖尿病

2型糖尿病是有可能在几周内逆转的。

在过去的10年里，大量的研究表明，饮食本身就可以逆转2型糖尿病。只要将终极目标放在减少足够的身体脂肪上，使其数值不再超出你的个人脂肪阈值，逆转就可以实现。

Roy Taylor是最先提出个人脂肪阈值概念的人，他是这些研究的先锋[40, 41, 42]。在他的概念验证研究中[43]，一组患2型糖尿病不到4年的超重和肥胖患者持续8周执行600卡路里液体饮食，在此期间他们停服所有的糖尿病药物。

结果如下：

- 参与者平均减重约15.4千克，大概是初始体重的15%，其中83%来自体脂
- 骨骼肌胰岛素敏感性，以及从血液中摄取葡萄糖的能力提高了68%
- 肝脏脂肪下降了70%，彻底解决了那些在研究开始时被确诊的脂肪肝问题。与此同时，肝脏的胰岛素敏感性增加了72%，肝脏的葡萄糖输出减少了34%
- 胰腺脂肪下降了23%，使得摄入碳水化合物时胰岛素反应正常化
- 空腹血糖下降了40%，空腹胰岛素减少了一半，糖化血红蛋白从7.4%降至6.0%

在这8周的极致饮食下，参与者逆转了他们的2型糖尿病。在一项后续研究中，Taylor让被诊断为2型糖尿病的参与者再进行了一次为期8周的600卡路里饮食，而在随后的6个月里慢慢恢复到正常饮食[44]。他发现，只要参与者保持住体重，2型糖尿病的逆转就可以持续下去。这些人后期开始摄入更多的热量和碳水化合物，但也没有任何问题。

然而，并不是每个人都能在体重显著减轻的情况下逆转糖尿病的。虽然患病不足4年的2型糖尿病患者中有87%对减脂干预反应良好，但在患病4年以上的糖尿病患者中，成功率只有50%。一个可能的原因是，患糖尿病的时间越长，胰腺受损

极端热量摄入控制8周对2型糖尿病患者的影响（对位研究）

的可能性越大。尽管脂肪减少了，但过度的胰腺损伤和功能障碍可能会阻止糖尿病逆转。此外，如果你患糖尿病（或其他疾病）多年，并且疾病已经对你身体的某些组织、器官或腺体（如胰腺）造成了实质性的损害（如细胞死亡），那么你很可能无法完全逆转2型糖尿病。

无论参与者是否能够通过减脂和维持体重来逆转2型糖尿病，参与试验的人的健康状况都有了显著改善，包括更健康的身体成分、胰岛素敏感性恢复，以及肝脏脂肪水平和功能正常化。

Taylor在他后来长达一年的DiRECT研究中证实了他的发现[45]，该研究表明，逆转糖尿病的概率与减掉的脂肪量成正相关——在减重少于约5.4千克的参与者中，只有7%的人成功地逆转了2型糖尿病，而在减重超过15千克的参与者中，竟然有86%的人成功逆转了2型糖尿病！

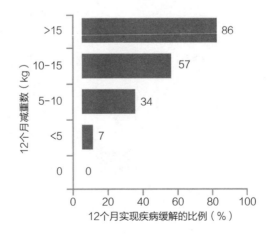

有些人只要减掉4.5千克就能逆转糖尿病，因为他们需要减掉的体重比其他人少。记得吗？2型糖尿病与超过个人脂肪阈值这件事相关，而这个阈值对每个人来说都是独一无二的。假设胰腺功能正常和胰岛素分泌功能正常，那么逆转2型糖尿病所需的脂肪减少量将取决于减重起点时的状态[46]。

我说这个不是想打击你。减脂对健康总是有益的，如果需要的话，我鼓励我所有的客户都这样做。然而我也不喜欢过度宣讲。我的目标是为你提供你所需要的信息，并帮助你为自己的健康做出最好的选择。

如果你患有2型糖尿病，那么看到这里你已经知道了逆转是有希望的。你可以通过减脂来逆转这种疾病。对于那些患有这种疾病多年的人来说，虽然他们可能无法完全逆转疾病，但他们仍然可以通过减脂来大大改善整体健康，提升幸福感。

你不需要像参加试验的人那样去执行极端的饮食才能开启逆转，这里唯一重要的因素就是减脂。你不需要通过非常低热量的饮食让自己挨饿，也不需要遵循任何特定的饮食来逆转糖尿病。

你只是需要减脂。

那些已经有胰腺损伤的人仍有希望。研究表明，通过长期保持脂肪减少的状态，多给胰腺一些时间，它仍然可以治愈和再生[47, 48]。

改用低碳饮食

摄入碳水化合物后血糖升高是正常的，就像摄入脂肪后血脂升高一样，而摄入蛋白质后血液中氨基酸升高也是正常的。

然而，如果你感到保持正常血糖水平很困难，那么少吃碳水化合物就是对你绝对有效的治疗方法——特别是对糖尿病前期和糖尿病患者来说。大量研究和荟萃分析表明，在降低糖化血红蛋白、减少糖尿病药物需求和缓解2型糖尿病方面，低碳饮食比中等或高碳饮食更有效[49, 50]。

美国糖尿病协会和欧洲糖尿病研究协会都认为，低碳饮食可以解决2型糖尿病患者血糖升高的问题[51, 52]。不过他们也强调，整体饮食的质量仍然十分重要。

特别是，这些组织承认，无论调整饮食结构还是使用某种饮食法，减少碳水化合物的总摄入量对于改善血糖水平、提高控糖能力都是最有效的。生酮、蛋奶素、地中海饮食或原始人饮食都可以，只要你可以吃够高纤维蔬菜、发酵食品，以及摄入足够的益生元来维持肠道健康。

如果选择低碳饮食，你需要减少可以使血糖飙升的碳水化合物的摄入，如谷物、面包、早餐麦片、大米、意大利面、大多数水果，以及淀粉类根茎蔬菜（如土豆和胡萝卜），还有玉米和大多数豆类。

其他食物如牛奶及大多数乳制品，还有莓果和豆制品，都可以适量摄入，而肉类、海鲜、鸡蛋、希腊酸奶、坚果和种子，以及高纤维非淀粉类蔬菜，如西红柿、茄子、卷心菜和菠菜等，则没有摄入限制。

低碳饮食		
无限制	**监督摄入量**	**避开**
肉类和海鲜	牛奶和大部分乳制品	麦片谷物
鸡蛋	浆果	淀粉类根茎蔬类
奶酪	豆制品	大部分水果
希腊酸奶		大部分豆类
坚果和种子		
高纤维蔬菜		
蛋白粉		

依据对 Bill 确诊糖尿病前期这个信息的理解，我判断他的体重超过了他的个人脂肪阈值。虽然我不确定属于 Bill 的这个神奇数字具体是多少，但我可以看看他身上到底有多少多余的脂肪，然后指导他减去这个脂肪量。

Bill 是个大个子。他曾是一名橄榄球后卫，在大学里打过球，他的职业生涯是一名建筑工头。这是一份对体力要求很高的工作，所以 Bill 认为他每天消耗的热量足够多，可以在饮食上对自己宽容一些。一周他会吃几次汉堡配薯条、比萨、火腿三明治配炸薯片，或是肉丸意面配大蒜面包。他还会吃夜宵。

Bill 有 11～16 千克的多余脂肪量，基于他的饮食我知道，他只要转向低碳饮食就会很快看到明显变化。但我也知道，与其典型的饮食模式相比，其中一些改变对他来讲恐怕很难坚持。

为了让Bill能够成功达标，我让他先把"避开"列中的食物换成"无限制"列中的食物。"先这样吃两周，然后每天只吃两餐，两餐都吃'无限制'列中的食物。"我告诉Bill，"一个月后，我们再将饮食变为一日三餐。"

我希望通过逐渐改变饮食结构，让Bill慢慢转变为低碳饮食，从而降低对高碳食物的渴望，同时他可以慢慢看到减脂的效果，并能感受到一部分身体能量的改善（有一些，但应该不多）。朝着正确方向迈出的每一小步旨在激励Bill，让他的身心逐步接受这些相对容易的小变化。

我也很现实。从心理学上来说，当一个人告诉自己不能吃某种食物时，他就只会关注并渴望吃它。一下子全部转向低碳饮食可能会让身体接受不了。循序渐进的改变才能决定是体重反弹还是脂肪持续性减少。

"这不是热量计算饮食，所以你想吃多少就吃多少，可以用'无限制'列中的食物来满足饥饿感。"我告诉Bill。

低碳饮食感觉似乎有限制，但事实上你可以有很多选择。你可以尽可能多地摄入动物蛋白，吃鱼、新鲜蔬菜、希腊酸奶，以及其他你喜欢的乳制品。如果你现在的饮食结构中含有大量的碳水化合物和淀粉类蔬菜，那么切换到低碳饮食后，你可以很快在减脂和能量提升方面感受到成果，血糖水平也会在几周内大幅改善。

尽管低碳饮食很重要，但它并不能解决2型糖尿病的本质问题，即脂肪过多。如果一个人不能积极地减掉这些脂肪，那么低碳饮食仅可以降低血糖水平，但无法逆转疾病进程。有些人可能会通过低碳饮食达到减脂的目的，但如果没做到，那就需要考虑增加其他减脂工具了。

使用限时进食法则（TRF）

如果你正在与血糖控制做斗争，那么你应该仔细观察一下你是不是很晚还在进食，以及你的睡眠状况如何。昼夜节律失调与血糖控制不佳之间通常存在联系[53]。昼夜节律失调会破坏葡萄糖代谢，其发生的直接机制包括胰腺和脂肪细胞功能受损，间接机制包括肠道微生物群、免疫系统和内分泌系统以及饱腹感信号失调[54, 55, 56]。

如果你每晚睡眠不足7～8小时，那么身体使用胰岛素和吸收葡萄糖的能力就会受到影响。例如，只睡5小时，会使胰岛素敏感性降低23%——这意味着身体吸收和使用葡萄糖作为能量的能力同比下降。对于那些只是短暂眯一下、经常熬夜、早上9点左右才去睡觉的人来说，这个数字翻了一番，达到47%[57]。

大量研究发现，每晚睡眠时间少于5～6小时也会增加患

2型糖尿病的风险，因为睡眠时间短会降低血糖控制能力和胰岛素敏感性[58]。睡眠质量差可能是由实际睡眠时长、睡眠碎片化、睡眠呼吸暂停和昼夜节律紊乱等因素造成的。

事实上，一项荟萃分析发现，入睡困难与患2型糖尿病的风险有55%的正相关，而持续睡眠困难与患2型糖尿病的风险有72%的正相关[59]。睡眠过少（每天少于5小时）或睡眠质量差，与患糖尿病的风险关联比久坐的风险更大。

让人们保持清醒的一个驱动因素是饮食的内容。在人类历史上，大量的证据表明，许多合成代谢的节奏——当身体使用线粒体产生的能量时——在早上或下午早些时候达到峰值，而葡萄糖耐受性在晚上和夜里较差，这是大多数人每日摄入食物比重最大的时候[60]。至少从20世纪70年代开始，人们就知道，如果早上的葡萄糖耐量正常，那么晚上的代谢水平可能与糖尿病前期患者相当[61, 62]。

在健康的男性和女性人群中，吃同样的餐食，即使在两餐之前都禁食了12小时，与早上8点相比，晚上8点饮食导致的峰值血糖反应高出了29%，总葡萄糖反应高出86%，高血糖时长超出66%[63]。

如果你目前有昼夜节律紊乱的问题，或者你通常会吃到很晚，那么你可以考虑使用限时进食（TRF）。这种方法可以帮助你更好地控制血糖水平。一项针对男性糖尿病前期患者的研究发现，与12小时内吃同样的三餐相比，在6小时内吃三餐，对血糖控制、胰岛素敏感性、血压和氧化应激都有好处[64]。

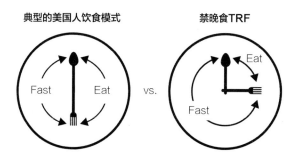

典型的美国人饮食模式　　　　禁晚食TRF

同样，一项针对2型糖尿病患者的研究报告称，与进食时间更长、每天吃6餐相比，10小时内吃两餐的方法可以显著降低体重、改善血糖控制和胰岛素敏感性[65]。

选择在早上还是在晚上吃一天中大部分的食物，这取决于你的喜好。尽管有数据显示，2型糖尿病患者吃丰盛的早餐相较于吃丰盛的晚餐更容易控制血糖[66]，但也有数据显示，几周不吃早餐能改善血糖控制[67]。

人体的昼夜节律非常受进食时间的影响，因此它会"学习"人们日常用餐的时间，并相应地调整其内部时钟。这就是为什么经常不吃早餐的人不会像你在经常吃早餐的人身上看到的那样，表现出不吃早餐的负面影响[68]。

如果你使用TRF，无论是在早上8点还是11点开始计算时间，你都确保每天保持统一的进食时间。不规律的、过分自由的进食时间肯定会导致血糖波动、胰岛素抵抗，以及一整天的能量水平低下[69, 70]。

Bill 入睡很快，但他晚上总会醒几次。我知道，提升其睡眠质量也可以帮他更好地控制血糖，所以我们逐步将他的 TRF 进食窗口缩至 10 小时。第一个月，Bill 先是尝试在早 7 点到晚 7 点之间的 12 小时内进食。他开始得较慢，大约每周 3 次，持续两周，然后变为每周 4 次，持续一周，然后到每周 5～6 次。再后来，他用同样的节奏把进食窗口缩短到 10 小时，目标时间段从早 8 点到晚 6 点。

饭前饮醋*

只需短短 10 秒钟你就可以拥有更好的血糖控制。诀窍是什么？每餐开始前来点醋。

一项研究醋如何影响血糖控制的荟萃分析发现，饭前食用 1～2 汤匙醋，可使餐后血糖反应总体降低 11%，胰岛素反应总体降低 16%[71]。更重要的是，无论你是否患糖尿病或有其他健康状况，醋对血糖控制都有好处。

这些好处很可能是源自醋的酸味和酸性的决定性特征：醋酸含量[72]。研究表明，醋酸会减缓消化，抑制分解淀粉和糖的消化酶作用[73, 74, 75, 76]。这些影响使得进食后血糖上升的速度趋于平缓。

更重要的是，醋酸增加了 AMP 活化蛋白激酶（AMP-activated Protein Kinase，AMPK）和葡萄糖转运蛋白 4（Glucose Transporter Type 4，GLUT4）的表达，这两种蛋白质会增加体

内对葡萄糖的摄取和利用[77, 78]。饮醋可以增加碳水化合物作为糖原在肌肉中的储存[79]，即使对2型糖尿病患者也是如此[80]。此外，醋已被证明可以刺激血管扩张（血管扩张从而降低血压）和增加流向骨骼肌的血流[81, 82]，这两者都被认为是胰岛素介导的葡萄糖摄取的重要组成部分[83]。

所以，如果你要吃一顿含有碳水化合物的餐食，为了提高你的身体对摄入大量葡萄糖的胰岛素敏感性，喝1~2汤匙醋是个简单且好用的方法。

任何醋都可以，不过苹果醋和红酒醋味道更好。你可能经常看到，有些苹果醋产品被宣传为生的（未经巴氏消毒的）和未经过滤的，因此而保留了"母源"。其实，这种物质只是一种由酵母和醋酸菌组成的无毒黏液，在（产生醋的）发酵过程中形成。

醋的"母源"似乎是醋中生物活性化合物和抗氧化活性的主要来源，也是钾、镁、钙和铁等矿物质的主要来源[84]。食用"母源"是否对健康有任何明显的功效还有待确定，但如果可以的话，食用这种物质似乎也是一种不错的选择。

以上说的"饮醋"，并不一定是喝一勺真正意义上的纯醋。你可以将它和水混合，或者你可以把它拌在沙拉酱中。将1~2汤匙醋与橄榄油混合，洒在沙拉或蔬菜上。我就是这样让Bill在饮食中加入醋的。*必须要承认的是，Bill并没有每餐前饮醋，但给他

* 译者注：拌醋的中式凉拌菜可能也是一个很不错的选择。

的目标是每天吃1~2次加醋的沙拉，并选择先吃沙拉，让醋提前进入他的身体系统。

先吃蔬菜

事实上，可以通过改变吃的顺序对血糖控制产生巨大的影响。几项针对2型糖尿病患者或糖尿病前期患者[85, 86, 87, 88]以及健康人群[89]的研究发现，在吃饭时先吃高纤维蔬菜，再吃淀粉类碳水化合物食物，这样的饮食顺序可以将血糖水平降低20%~70%，胰岛素水平降低25%~50%。

如果生活状态导致你无法每餐都这样吃，那么在摄入碳水化合物前先吃蛋白质也会有同样的益处[90]。主旨就是把碳水化合物食物（谷物、豆类、根茎类蔬菜等）放到最后吃。

这样做带给血糖的益处也会产生长效影响。在一项有成年2型糖尿病患者参与的随机对照试验中，每餐先吃蔬菜，最后吃碳水化合物食物的组别，与遵循美国糖尿病协会的标准建议，使用糖尿病患者交换食物清单的组别相比，在降低糖化血红蛋白方面效果更明显[91]。

当研究停止收集数据时，这种益处在短短1个月内就显现出来，并持续了至少两年。总的来说，通过这个小技巧，糖化血红蛋白从8.3%大幅降至6.8%——所做的只是改变了一餐中相同食物的食用顺序。基本上，参与者从完全型糖尿病降至确诊的较低临界值（>6.5%为糖尿病，5.7%~6.4%为糖尿病前期，

4%~5.6%被认为是健康的）。

另一项针对老年2型糖尿病患者的研究也报告了类似的发现：每餐最后摄入高碳水化合物可以显著降低餐后血糖水平以及全天血糖波动（这意味着更稳定的能量水平）、糖化血红蛋白和空腹血糖[92]。

只要有机会，Bill就会先吃高纤维蔬菜，如果一餐里没有高纤维蔬菜（这种情况在早餐时比较容易发生），他就会先吃蛋白质食物，总之将米饭和面包等碳水化合物食物放在最后（但Bill主要还是执行低碳饮食）。

肉桂

肉桂大约有250种，而你常用的肉桂可能是中式肉桂（就是我们常用的桂皮）。它是世界上最常见的肉桂，研究表明它可以有助于血糖控制。例如，一项针对2型糖尿病患者的荟萃分析报告称，每天食用1~6克（1/4~1茶匙）肉桂可显著降低空腹血糖值，平均降低1.3mmol/L（24mg/dL），相当于降低了12%~17%[93]。即使你没有2型糖尿病，你也可以从肉桂中受益。研究显示，超重的成年人在早餐燕麦粥或谷物糊中加入1茶匙肉桂粉，可以增强胰岛素敏感性、降低血糖水平、平缓胰岛素反应[94, 95]。

健康成年人每天分别食用1克、3克和6克肉桂，持续40天，可以有效降低餐后血糖水平，其中每日食用3克和6克的效果最为明显（降幅达11%～13%）[96]。另一项研究报告称，在葡萄糖耐量试验中，摄入5克肉桂的组，与安慰剂组相比，餐后葡萄糖反应降低了13%，同时胰岛素敏感性得到了提升[97]。

肉桂能控制血糖的原因是它能促进葡萄糖从血液中被吸收到肌肉等组织中去[98]。

Bill不太喜欢肉桂，所以我没给他推荐。在与客户合作时，我总是寻求阻力最小的途径，并找到最能引起共鸣的营养策略，这也包括特定食物的选择。我就是想告诉你，可能你遇到的所有策略并非都适合你，这没关系。选择那些让你觉得有意思的，当你愿意为此冒险去试的时候，我会督促你走出舒适区去尝试一下新东西。如果你尝试了但没有成功，那就放下，继续前进。有很多策略可以尝试，你总会找到最适合自己的。·

如果你很喜欢肉桂，那么我建议你把它纳入你的饮食清单中。用它作为烹饪鸡肉或碎牛肉的香料，或者加在希腊酸奶中——每天大约1茶匙（5克）就可以了。

坚持下去

Bill刚被确诊为糖尿病前期，所以我知道他现在可能很愿意执行低碳饮食，每餐前吃一份加醋的沙拉，先吃蔬菜再吃蛋白质食物，等等，希望通过这些扭转病情。

我告诉Bill："我们的重点是帮助你减掉部分脂肪，这样你就可以重新回到你的个人脂肪阈值。你不需要计算食物的热量，只要专注于减少碳水化合物的摄入——尤其是面包、意大利面和米饭——同时增加有益健康的全食蔬菜的摄入，减少夜宵的频次。"

我最不想做的就是丢出太多的营养策略让我的客户不知所措，所以我暂时没有去介绍更多的改善体脂的策略。一下子发生太多变化会让事情变得不可持续，有时人的身体不欢迎这么多变化，或者无法对瞬间的多种变化做出良好的反馈。循序渐进地推进可以让微小的变化慢慢累积起来，量变达到质变。

1个月后，Bill的体重下降了约4.5千克，他很开心。他觉得自己的能量水平在恢复，尽管他仍然会感到疲劳，尤其是在下午的时候。在这个问题上，我感受到Bill愿意增加更多的营养策略，特别是在减脂和恢复更健康的身体成分方面，所以我让他提高每餐的蛋白质摄入，最好在每餐后再增加15分钟的散步。我知道Bill不一定每餐都会这样做，所以我告诉他，在吃过最丰盛的一餐之后，一定要去散步。

3个月后，比尔又减了大概11千克，4个月内一共减了差不多15.8千克。Bill说，自从他20多岁后，他从未感觉这么好、这么有活力过。他也不那么急躁和情绪化了。睡眠也变得更好了。当他去做后续检查时，血检结果显示他已经不再是糖尿病前期。这对Bill来说是一个极好的消息，也是我希望我的所有与血糖/糖尿病前期/糖尿病做斗争的客户所能有的好消息。

Bill达到了预期的目标，但他的"比赛"还没有结束。一切才刚开始。

如果他想控制糖尿病的话，现在他必须保持住他的减脂成果，将数值维持在他的个人脂肪阈值之内。虽然他一直在坚持严格的低碳饮食，但他想慢慢地重新吃回某些食物，比如偶尔吃吃面包或是意大利面。面对这种情况，我通常都会告诉客户，重新引入食物要看个人的习惯偏好和身体的承受度。有些人可以做到"适度"地吃某些食物，但对另一些人来说，他们要么全部放开，要么不吃，而这种"放开"就可能会导致不健康的状况发生。

这里没有正确的答案，只能不断地观察自己的反应，不断地做调整。如果你能偶尔吃一份面包或一份意大利面或冰激凌，那就吃吧。但如果对你来讲，"一份"必须是一整条、一整盒，那么也许把它们从你的饮食中去掉是更合适的决定。总的来说，我永远支持一个观点，那就是必须能让你长期坚持的均衡饮食，才能有效维持血糖控制，使身体的能量水平变得更强。

血糖控制不佳和血糖水平不稳通常是由脂肪过多引起的，所以减脂可以改善血糖问题。如果你的饮食结构让你陷入困境，那么改变饮食结构就可以让你摆脱困境。做改变的选择与力量都源自你。

| 行动清单 |

为了更好地控制血糖，我鼓励你在清单中选择1~3个你觉得今天就可以执行的行动，然后坚持至少3~4周，或者直到它们成为习惯后再增加另一个。

正如在其他章节中所说，你可能会发现你完全能够一次执行3个行动以上。如果这件事可持续，那很好，但不要让自己过度。恢复到更好的血糖控制需要时间，要确保你能轻松有效地完成每一个行动之后，再去做另一个。

此外，你会注意到，除了最后一个，其他每个行动都有一个主目标，下面还有3~4个小目标。这是有意为之的，因为建立新习惯通常需要循序渐进。我强烈建议你从第一个小目标开始执行，逐步将所有小目标都完成后再去更换主目标。

□ **减少易消化的碳水化合物的摄入。（注意：未必一定需要，这取决于你的个人需求和饮食偏好。）**

    □ 每天有一餐用"无限制"食物代替"避开"食物。

    □ 每天有两餐用"无限制"食物代替"避开"食物。

    □ 每餐都用"无限制"食物代替"避开"食物。

☐ 限制食物和高热量饮料的进食窗口。

    ☐ 在12~14小时内摄入所有的热量。

    ☐ 在10~12小时内摄入所有的热量。

    ☐ 在6~10小时内摄入所有的热量。

☐ 先吃蛋白质食物和高纤维蔬菜，再吃易消化的碳水化合物食物。

    ☐ 每天一餐。

    ☐ 每天两餐。

    ☐ 每餐。

☐ 每天至少摄入5克肉桂，最好是与碳水化合物食物混在一起。

    ☐ 每天一餐。

    ☐ 每天两餐。

    ☐ 每餐。

☐ 饭前喝1~2汤匙醋（兑水饮用或用作沙拉酱）。

    ☐ 每天一餐。

    ☐ 每天两餐。

    ☐ 每餐。

☐ 通过减脂增肌来获得健康的身体成分。（注意：如果在这部分已经很健康了，则略过。）

    ☐ 遵循第3章中提出的建议。

第
六
章

提高大脑的能量表现

Boosting Your
Brain for Energy
Performance

Stephanie 从爬山变成了现在只能走两个街区。我们第一次见面时她告诉我："我的能量水平很低，我现在能做的就是闷在公寓里，我的大脑功能受到了严重影响。医生说我的认知能力正在加速下降，我已经开始有早发性痴呆的迹象了。"

Stephanie 大约 50 岁出头的年纪，她现在感觉很痛苦，也缺乏动力做任何事。她说："社交是一项极其耗费精力的事，我开始回避很多社交场合，因为它们很快就会让我不知所措。"

Stephanie 觉得她的大脑和她的能量水平一起崩溃了。她有记忆问题，还有脑雾——这些症状加上极度疲劳，加剧了她的焦虑和抑郁。"我无法忍受我的生活。我生活在慢性疼痛、不快乐和疲惫中。"

解开大脑的奥秘

我的大多数客户从来不是仅仅感到疲劳——通常都是多种健康状况一起出现，让他们感到疲惫不堪和绝望。距离我经历单核细胞感染对我造成的毁灭性打击已经过去十多年了，但我仍然记得那种绝望和恐惧的感觉——恐惧，不仅因为找不到病因，毫无头绪，而且因为没有什么灵丹妙药或是神奇效果能立刻改变我的生活。

当大脑健康受到影响时，你会觉得更可怕，因为你会变得不认识自己，你无法清晰地思考。有时候，最普通的日常任务也会让你的大脑变得模糊和困顿。你的情绪会很快地从急躁变成焦虑再变成沮丧。

大脑是你生活的中枢。它几乎决定了你所有的身体指令和行为，从呼吸到想法到感觉。如果大脑一直不能满负荷运行，那么不仅会对你的健康造成严重后果，而且会降低你的能量水平。

与精力和疲劳问题做斗争的人，特别是慢性疲劳严重的人，经常会出现与大脑有关的症状，包括：

- 与大脑相关的疲劳（感觉到疲劳、疲惫或困倦，几乎就像完成工作、学习或开车等需要脑力的任务后大脑停止工作一般）
- 脑雾（一种认知功能障碍，包括记忆问题、注意力不集中、思维不清晰、思维模糊、思维过程缓慢）
- 忍耐力下降（无法应对压力，十分脆弱，甚至对相对较小的心理压力或身体压力也难以忍受）
- 抑郁或焦虑
- 肌纤维痛或偏头痛
- 心理状况不佳或精神状况不佳

人们通常认为这些情况是独立的且不相关的，然而实际上它们是交织在一起的。

即使你只有轻度或中度疲劳，你也可能有这些与大脑有关的症状。为什么？因为在大脑的细胞水平上，这些症状和疲劳是相关联的。

了解大脑健康与线粒体的关系

大脑是一个复杂的器官，它的两个主要组成部分是神经元和神经递质，作用是保持人体正常运作。神经元是信息信使，或者如果将大脑比作城市，神经元就是城市中的建筑。神经元负责释放信号，并在大脑和神经系统中传达身体正在发生或需要发生的事情。

神经递质是传递整个大脑和神经系统的神经元信号和信息的化学信使。如果神经元大楼有要传递出去的信息，那么神经递质就是在大楼之间传递信息的人。

你需要神经元和神经递质，即信号和"零"阻碍传递这两个部分同时工作，来达到理想的大脑健康、全身健康以及强大的能量水平。如果神经元受损或功能失调，或者神经递质遭到破坏发生不平衡，那么大脑就不能正确发送或传递正确的信号来生成能量。

慢性疲劳与大脑结构及功能的变化有着密切关联。如果你长期处于低能量状态，那么至少有部分原因是因为大脑健康状况不佳。

一项对55项涉及慢性疲劳患者的研究的系统综述发现，与没有慢性疲劳的人相比，慢性疲劳患者的大脑结构和功能发生了广泛变化，包括[1]：

- 自主神经系统活动紊乱
- 白质体积减小及大脑萎缩
- 大脑区域之间的功能连接缺陷
- 认知和记忆受损
- 脑血流量和营养输送减少
- 容易抑郁和焦虑

大脑健康恶化和情绪紊乱的最大原因之一是线粒体功能障碍。大脑中有丰富的线粒体，线粒体对正常的神经元放电（释放信号）和神经传递至关重要[2]，而且大脑是一个高度依赖能量的器官。正如我们在第五章中所讨论的，虽然大脑只占身体重量的2%，但它在休息时却可以消耗体内20%的氧气[3]。我们知道，线粒体功能障碍是慢性疲劳的主要原因，它同时也可能是神经炎症、认知能力下降和神经退化的主要原因[4]——所有这些都会导致疲劳。

许多与大脑有关的健康和精力问题都可以追溯到神经炎症和血脑屏障渗漏。

你有长度超过600公里的血管向大脑输送氧气和养分，它们同时还会清除代谢废物。为了防止有害分子进入大脑，这些血管被一层血脑屏障（Blood Brain Barrier，BBB）覆盖，它们是大脑的"看门人"[5]，就像肠道屏障是身体的"看门人"一样。

血脑屏障在保护大脑方面起着不可或缺的作用，它使大脑免受所有不该进入的东西的侵害，包括毒素、病原体、错误的免疫细胞、血液中的外来颗粒等。同时，血脑屏障又需要让葡萄糖、碳水化合物、蛋白质、氨基酸、酮类、维生素和矿物质、免疫细胞和细胞因子以及激素等物质进入。问题是，随着时间的推移，由于环境中的毒素、慢性压力或不良饮食等因素的影响，血脑屏障可能会变得功能失调或发生渗漏，允许了本不该通过的颗粒进入。研究表明，慢性疲劳患者有血脑屏障功能障碍的问题[6]，这就可以解释为什么他们有脑雾、认知能力下降和情绪障碍的倾向。

当血脑屏障出现渗漏时，人的大脑就会受到双重打击：① 神经毒性分子进入大脑，引起神经炎症和神经元损伤；② 清除代谢废物和有毒废物的功能受损，从而加剧对大脑的伤害[7]。现在已经能确定，血脑屏障的破坏是导致神经退化和认知障碍的必要且充分因素[8, 9]。

神经炎症会导致神经元放电变慢，或者可能放电过多，这都会减慢并破坏脑细胞的交流和认知表现。脑细胞会因为过度放电而变得迟钝或疲惫。

这也会导致线粒体功能障碍，并改变人体内其他与能量相关的关键性控制。

大脑信号被误读

大脑和身体在潜意识层面上会不断地相互交流。你不需要有意识地提醒你的肺吸入氧气、呼出二氧化碳。人在潜意识中的许多生物和化学过程都是为了保持身体的健康、安全和正常运作的进化设计。

大脑和身体之间的信号与人的能量水平有很大关系。以我们在第三章看到的"疾病行为"为例。当你的身体必须对抗病毒或细菌，或遭受创伤，或有炎症细胞因子在体内流动时，你就会出现疾病行为。大脑会接收到这些信号，并"选择"通过减少神经递质和激素来引发疲劳，因为这些神经递质和激素通常的作用是让你清醒、警觉和活跃。你的大脑——作为中央控制者——意识到身体需要休息和恢复，所以它让你慢下来。

这是一种令人难以置信的进化设计，它使人体能够克服疾病和损伤。然而，在现代社会，人们面临着进化上的不匹配，慢性神经炎症会欺骗大脑，让人们一直感到恶心和疲倦。

如果你因饮食不良、压力大、接触毒素或这些因素的组合而长期发炎，那么很可能是你的大脑故意让你的身体进入疲劳状态，因为它试图治愈身体。

大脑"选择"让你感到疲倦的另一个例子通常与运动表现

有关：中枢神经系统疲劳（中枢疲劳）。

中枢疲劳是一种神经递质信号改变的状态——尤其是神经递质去甲肾上腺素、血清素和多巴胺发生改变的时候——这种状态会阻碍独立于肌肉本身状态之外的肌肉功能[10, 11, 12, 13]。所以，即使你的肌肉可以继续运动，你的大脑也会说不，因为神经递质信号已经关闭了。

你的身体就好比是一辆车，而你的大脑是司机。如果车没油了、轮胎没气了，或者其他部件损坏了，那么不管司机怎么用力踩油门，车的行驶能力都会受到影响。同样，如果肌肉没有能量或受伤了，你的身体表现就会受到影响，而无视人脑给出的命令。反之亦然。即使车（肌肉）状态很好，如果司机（大脑）一直在踩刹车，那你照样哪儿也去不了。

与疾病行为一样，这是一种旨在保护人类自身的进化机制。因为人的大脑和身体经常交流，如果大脑认为持续的运动是对自身生存的威胁，大脑就会采取行动来阻止它[14,15]。因此，大脑对脱水、过热和营养不足等威胁保持高度警惕，并会减少运动指令、增加感知力度，以期身体能感受到疲倦，从而停止运动。

所以，由于中枢性慢性疲劳，大脑误读了来自身体的信号，不恰当地猛踩能量刹车。虽然没有任何异常现象阻止使用肌肉，而且患有慢性疲劳的人无法充分激活（收缩）肌肉，但他们却能够通过直接刺激肌肉来增加肌肉收缩，这表明问题出在大脑信号上而不是肌肉本身上[16]。

当有慢性疲劳症状的女性运动时，如果用电极直接测量进入肌肉的大脑信号的强度，你就会发现，她们的肌肉可以像健康的、没有疲劳感的成年人那样有力地收缩，但这个强度只有肌肉接收来自大脑的主动刺激的强度的40%。从大脑到达肌肉的电信号也相应减少，这证实了中枢疲劳的存在[17]。

情绪和感知变化

你觉得你在快乐还是悲伤的时候更有活力？与脑雾和难以集中注意力相比，你在注意力集中、思维敏捷时又是怎样的呢？

人们的整体精神状态和他们对周围世界的感知，在决定日常能量水平方面起着微妙但至关重要的作用。如果大脑的健康状况不佳，就会影响人们对世界、对自己的看法，以及在身体活动和行动方面的感受和欲望。

情绪在决定人们的能量水平方面起着巨大的作用。一个不健康的大脑会使人容易产生焦虑和抑郁等情绪障碍，对人的活力和生活状态造成巨大损害。

疲劳越严重，抑郁越会恶化，焦虑亦越会加剧，数据表明，疲劳使抑郁症相关的经济负担增加了45%[18]。其实，解决抑郁问题的积极效果之一就是疲劳的严重程度减轻[19]，这也清楚地表明抑郁会导致疲劳。

神经递质缺陷

为了让你的身体获得所需的能量，大脑中的神经元必须发出信号，告诉你是时候补充能量了，因此你能获得充足的能量，来保持清醒、警觉，并感到快乐。而一旦这些神经元被激活，你就需要足够的神经递质来传递信号。

但如果你没有足够的神经递质，或者如果它们不能正确地与神经元结合并交流，那么你可能一整天都无法思路清晰、记忆力满格、情绪稳定、能量充沛。

对许多人来说，这就是日常状态——他们不知道为什么无法集中注意力，为什么记忆力正在衰退，为什么焦虑或抑郁总是发作，或者为什么他们总是感到疲倦。

人体内有许多神经递质，但对能量水平最重要的有5种，包括：

- 乙酰胆碱（Acetylcholine）
- 多巴胺（Dopamine）
- 血清素（Serotonin）
- 食欲肽（Orexin）
- γ-氨基丁酸（GABA）

乙酰胆碱

乙酰胆碱是大脑用来告诉身体去运动的神经递质。研究表明，慢性疲劳与乙酰胆碱信号紊乱有关，尤其是当乙酰胆碱系统反应过度时，身体对信号做出适度反应的能力就会降低[20,21]。

乙酰胆碱是人体内最普遍的神经递质之一，参与调节心脏、血管和骨骼肌的肌肉收缩，与学习能力和记忆力相关。乙酰胆碱信号紊乱会对人的认知功能、心血管健康和身体物理功能产生广泛影响[22]。

例如，使用药物抑制乙酰胆碱信号的年轻人，在长期记忆和工作记忆方面表现出与患有认知衰退的老年人相似的功能损伤[23]。此外，乙酰胆碱信号的减少使大脑的可塑性降低，从而更容易受到氧化应激、炎症和损伤等其他伤害的影响[24]。

多巴胺

多巴胺是一种微小的分子，但是有着重要的作用：激励和奖励。当我们做一些愉快的事情，比如吃蛋糕、经历高潮或完成一个目标时，多巴胺就会被释放出来，帮助强化这种愉悦感。它让我们感受到愉快，并激励我们继续从事给我们带来快乐的事。

上瘾可能是多巴胺参与的最著名的例子[25]。无论是药物、食物还是行为，多巴胺爆发都会让人们更渴望这种体验。这种爆发和体验有了规律后，人们就形成了习惯，有望通过它们感受到愉悦的多巴胺奖励。

然而这也有不好的一面：经常体验会导致对此耐受性增高。耐受性增高意味着人们需要更多多巴胺奖励或是更强的体验来获得一开始体验享受到的感觉。这就是为什么吸毒会随着时间的推移而升级。耐受性也意味着停止使用某种药物或从事某种行为会导致多巴胺的戒断反应，比如变得躁动、易怒，难以集中注意力，以及思想会过度专注于愉快的经历。

要确保多巴胺系统处于最佳状态的原因是，低水平的多巴胺会导致冷漠、缺乏动力、无法完成或遵循任务、情绪波动和成瘾倾向。

如果你正在与一种无法戒除的不良习惯做斗争，那么优化你的多巴胺系统可以帮助你更轻松地建立健康的习惯，以及增强能量和克服疲劳。此外，结构性和功能性神经影像学研究结果强烈支持多巴胺失调对慢性疲劳患者有影响[26]。事实上，给慢性疲劳的成年人服用一种多巴胺模拟药物后，其多巴胺信号会显著增强，他们的疲劳感会因此而减轻[27]。

血清素

血清素可能是人体内最多样化的神经递质，它调节人的思维和行为，以及诸多涉及消化、呼吸、心血管功能和性功能的生理过程[28]。血清素还调节所有的行为和心理反应，包括情绪、感知、奖励、愤怒、攻击、食欲、记忆和注意力[29]。

这就不得不提到迷幻药。不管是哪种迷幻药，都能通过与大脑内的血清素受体结合并激活它们，导致意识状态和幻觉的改变[30]。

另一方面，许多情绪障碍与血清素活性过低有关，一个常见的例子就是抑郁症[31, 32]。虽然低水平的血清素不会直接导致抑郁，但它确实会改变人的感知和处理信息的方式，使人容易产生消极的思维模式，变得冷漠，无法享受快乐的事物[33]。

如果你没有达到理想的血清素水平，那么你会变得喜怒无常，对曾经带给你快乐的事情失去兴趣，并去担心一些不必要的事情。此外，有几项研究表明，长期疲劳的成年人血清素水平普通降低[34, 35, 36]。

食欲肽

食欲肽在1998年被发现，是神经递质团队中最新的、最不为人所知的成员之一[37]。在此之前，人们并没能很好地理解是什么在调节睡眠和觉醒。但现在人们知道了，食欲肽是睡眠–觉醒周期中最重要的参与者之一。

研究表明，食欲肽缺乏是嗜睡症的病因，可能是自身免疫攻击产生食欲肽的神经元的结果[38]。人们已经发现，服用抑制食欲肽信号传导的药物可以有效治疗失眠，而食欲肽信号传导会让人清醒。

在被发现以来的几十年里，食欲肽已经被证明在情绪调节、能量平衡和上瘾倾向方面发挥着重要作用[40, 41]。食欲肽水平低，身体活动水平也随之降低，会导致肥胖[42]，而食欲肽注射会导致身体活动的自发增加[43]。如果你的食欲肽水平较低，那么它会降低你运动的欲望，减少你的能量消耗，增强体重增加的倾向。

γ-氨基丁酸

γ-氨基丁酸（GABA）是大脑中最有效的抑制性神经递质，它调节很多镇静行为来帮助身心放松[44, 45]。它对神经元通信、认知、情感和记忆的调节也至关重要[46, 47, 48]。

研究表明，GABA水平较高有助于减少大脑内的干扰[49]，从而使反应和决策更快，而且，补充GABA已被证明可以提升健康年轻人的注意力和任务快速切换的能力[50, 51]。

其他研究记录了大脑中GABA水平较低与人类各种认知缺陷之间的关系，包括：

- 记忆力更差[52]
- 自我认知失败（例如，无法关注相关细节，同时被不相关细节分散注意力）[53]
- 视觉空间IQ较低[54]
- 缺乏同理心[55]
- 对压力的适应能力降低，更容易抑郁和焦虑[56]
- 易上瘾[57]

如果你的身体无法全力支撑GABA系统，那么你可能很难集中注意力，并容易感到焦虑，对压力的适应能力较低，睡眠困难，而所有这些都会引发疲劳。

提升大脑健康的策略

大脑健康状况不佳可能由以下几个因素引发，包括神经退化、神经炎症、氧化应激、突触连接受损和神经递质缺乏。这些问题可能来自应激源，如昼夜节律失调、睡眠中断、积累过多脂肪、肠道生态失调和全身炎症，甚至血糖控制不佳——所有这些因素都会干扰正常的神经元交流。

说到提升大脑健康，我们已经讨论了多种策略，包括：

- 调整昼夜节律，使自己睡得更深、更有效率
- 保持健康的身体成分，减去多余的脂肪量
- 培养健康的微生物群，修复肠道
- 稳定血糖水平，消除大的峰值和血糖波动

此外，还有一些针对大脑的营养策略，可以直接使用来提升大脑的表现，减少细胞功能障碍，提高神经递质水平和功能。这些策略的目的是改善大脑健康，提升大脑正常工作的能力，这将间接提高能量水平。

全食，以植物为主

健康的大脑不需要任何单一饮食。事实上，将饮食与大脑健康和良好表现联系起来，包括对降低认知能力下降和情绪障碍的发生风险的大多数研究，都推荐了前面已经提到的许多饮食原则，尤其是：

吃营养丰富的天然食物，主要是植物。

如果你正在寻找一种更具体的方法，那么考虑一下MIND饮食，它是由Rush大学医学中心的Martha Morris博士和她的同事基于饮食–痴呆领域令人信服的证据开发的。MIND饮食是地中海饮食和DASH饮食的混合，DASH饮食富含水果、蔬菜、全谷物和低脂乳制品，由美国国家心肺血液研究所（National Heart，Lung，and Blood Institute）推广，用来预防和控制高血压。

MIND饮食法提倡食用10种对大脑有益的食物：

- 绿叶菜——每天至少6份
- 其他高纤维蔬菜——每天至少1份
- 莓果——每周至少2次
- 坚果——每天至少1份
- 豆类——每周至少3次
- 全谷物——每天至少3份
- 海鲜——每周至少1次
- 禽类——每周至少2次
- 橄榄油——作为主要的添加油（如有的话）
- 葡萄酒——每天1杯（不多也不少）

问卷调查MIND饮食和认知功能减退与衰老之间关系的研究发现，坚持这种饮食（得分最多）的人的认知功能比那些得分最低的人年轻大约7.5岁[58]。从5年的随访中发现，坚持

MIND饮食的人患阿尔茨海默病的概率降低了53%[59]。

我观察Stephanie的饮食，她吃得不够多，可能会营养不良。她几乎没有胃口，大多数时候只喝鸡汤，吃一些碎蔬菜（如胡萝卜和芹菜），或烤鸡肉拌沙拉，有时是烤土豆，或者苹果、香蕉，偶尔会吃能量棒，还有一些鸡蛋。

当吃不够足量的食物或是仅仅吃某几样食物时，人们就无法获得身体健康所需的必需营养素。此外，营养不良也会使身体进入一种压力反应，在这种反应中，由于缺乏燃料身体会选择保存能量。

Stephanie需要一个全面的营养检查，但我不想无视她身体的自然反应，在她真的不饿的时候强迫她吃东西。我的计划是让她每天吃三餐，外加一份加餐。每餐可以少吃一点（至少一开始是这样），而且她的食物必须大部分从MIND饮食清单上选择。因为Stephanie很疲劳，脑力也很有限，所以我想尽量让食谱简单，并尽量减少她在厨房里花费的时间。这意味着要用容易准备的食物和配料。例如，早餐我会让她吃太阳蛋配上青菜和羽衣甘蓝，再来一小碗蓝莓或草莓。为了让自己能吃到谷物，Stephanie会做一大堆燕麦片吃上几天，她在上面放上莓果、核桃或葵花子仁。

午餐通常是一大份沙拉，里面有不同的绿叶菜，比如菠菜、羽衣甘蓝、西洋菜、甜菜、芝麻菜或生菜；一份鱼或鸡（补充动物蛋白）；一份高纤维蔬菜，如四季豆、芦笋、西蓝花、芹菜、花椰菜、大蒜和番茄。每周会有几次，我让她在饮食中加入一些豆类——Stephanie最喜欢的是黑豆和鹰嘴豆。她拌沙拉的料汁用的是橄榄油。

晚餐我让Stephanie多吃些海鲜，从姜汁炒虾到煎鲷鱼柳，再到亚洲风味的野生三文鱼，配上什锦蔬菜或沙拉。

多吃海鲜（或补充DHA和EPA）

MIND饮食中列出的所有食物都在大脑健康中发挥着至关重要的作用，它们提供必需的维生素和矿物质、脂肪和蛋白质，以及植物化学物质（源自植物的有益但非必需的营养物质），它们帮助大脑更好地运作，但其中有一种值得人们特别注意——omega-3脂肪酸中的二十二碳六烯酸（Docosahexaenoic Acid），或称DHA。

大脑是身体中脂质密度很高的器官，仅次于身体脂肪，大脑区域不同，脂肪占比不同，占重量的40%~80%不等[60]。其中，DHA是最重要的分子之一，它在人们的生命早期迅速增加，在成年期稳定在总脑质量的约14%或总脑脂肪含量的20%~30%[61, 62]。

有足量的DHA对大脑十分有益，包括维持神经元膜的流动性、增强细胞信号传导和合成抗炎的类二十二醇类分子[63]。这些功能的共同作用是确保我们的神经元不发炎，并能轻松沟通。这些功能无法通过其他类型的脂肪来维持，这也使得人们普遍认为，在饮食中大量摄入DHA对人类大脑的进化是必要的[64]。

如今，大多数人没有摄入足够的DHA，这对大脑造成了伤害。只有日本、斯堪的纳维亚国家和尚未受到西方饮食影响的土著社会地区的人还保持着适度的DHA摄入量，这可能是由于他们大量摄入鱼和其他海产品——这些是DHA的最佳天然来源[64]。

DHA摄入不足的后果可能包括认知能力下降、痴呆[66]的风险增加，以及精神状况不良，如精神分裂症、双相情感障碍、焦虑和抑郁[67, 68]。此外，研究发现，患有阿尔茨海默病的人脑部DHA浓度较低[69]。

重要的是，DHA不是改善大脑健康的神奇药丸，它是一种必需的营养素，需要定期供应才能实现其益处。补充DHA不仅对认知障碍患者的记忆力有好处[70]，一直持续地摄入DHA也可以很好地预防神经退化[71, 72]。同样值得注意的是，DHA和EPA（另一种omega-3脂肪酸）对大脑乃至全身都有强大的抗炎作用[73, 74]。

在慢性疲劳患者中，omega-3脂肪酸水平低是很常见的[75]。EPA和DHA水平低的程度与疲劳的严重程度相关[76]，这意味着确保充足的DHA摄入不仅有助于优化大脑健康，还有助于优化能量水平。

你并不需要超大量的DHA，一般每天500～1000毫克就足够了。这通过吃几十克富含脂肪的鱼或服用膳食补充剂就可以轻松获得。但吃鱼是更好的选择，因为它能将更多的EPA和DHA带入血脂中。例如，三文鱼提升EPA水平的效率是膳食补充剂的2倍，提升DHA水平的效率是膳食补充剂的9倍[77]。

然而，并不是每个人都喜欢吃海鲜，所以服用膳食补充剂可以作为备选。市场上的膳食补充剂有几种选择，包括：

- 鱼油
- 磷虾油
- 海藻油

如果你是素食者，鱼油和磷虾油不能服用，那么海藻油是最好的选择。它不会提供那么多的EPA，但可以保证充足的DHA。

一项关于海藻油补充剂和三文鱼的效果研究显示，两者都会提升DHA水平，而三文鱼在同时增加EPA水平方面更胜一筹[78]。现在，重要的是要记住，鱼比海藻油提供更多的营养，海藻油只提供DHA，但当你的目标是获得omega-3脂肪酸时，海藻油绝对能帮你实现它。

至于鱼油和磷虾油，它们各自以几种不同的形式提供EPA和DHA。鱼油可以是乙酯（Ethyl Ester）或甘油三酯（Triglyceride），而磷虾油是磷脂（Phospholipid）和甘油三酯的混合物。到目前为止，市场上的大多数鱼油补充剂是以甘油三酯为基础的，这是合理的，因为95%的膳食脂肪和身体上大部分的储存脂肪是甘油三酯。

标准甘油三酯鱼油可能是最实惠的选择。一项比较研究发现，服用以甘油三酯为基础的鱼油补充EPA和DHA 4周后，在提高EPA和DHA水平方面与服用乙酯鱼油和磷脂磷虾油摄入等量的EPA和DHA效果相似[79]。

最后，我之所以没有提到除海藻油之外的任何素食EPA或DHA来源，是因为它们根本就不存在。植物不含EPA或DHA，而是含它们的母源脂肪酸α-亚麻酸（ALA），人体必须将其转化为EPA和DHA。所以，当你看到亚麻籽或奇亚籽这样的植物被宣传为含有omega-3脂肪酸时，你要知道，它们只提供α-亚麻酸，而不是EPA或DHA。

α-亚麻酸不仅缺乏EPA和DHA的抗炎作用，而且其转化为EPA和DHA[80]的效率也很低。研究表明，只有不到10%的α-亚麻酸会被转化为EPA，转化为DHA的更是不足1%[81]。此外，进行这种转化所需的酶是omega-3和omega-6脂肪酸共享的，所以当饮食中富含omega-6脂肪酸时，这种转化的占比会进一步减少，就像大多数美国人的饮食情况一样，他们目前摄入的omega-6和omega-3脂肪酸的比例仅为10∶1[82]。

DHA在大脑中的半衰期大约是2.5年[83]，这意味着与神经元结合的DHA会在人体内停留很长一段时间。这使得这种多元不饱和脂肪酸有很多时间被氧化从而导致功能失调，这个结果会对大脑健康造成大面积影响。

海鲜中含有的EPA和DHA			
每100克食物	EPA（克）	DHA（克）	获取1克EPA+DHA所需摄入的食物量（克）
太平洋鲱鱼	1.24	0.88	48.19
奇努克三文鱼	1.01	0.94	51
太平洋鲭鱼	0.65	1.20	53.86
太平洋牡蛎	0.88	0.50	70.87
银鲑鱼	0.54	0.83	70.87
彩虹鳟鱼	0.47	0.52	99.22
红鲑鱼	0.42	0.66	99.22
白金枪鱼罐头	0.23	0.63	113.4
淡水鲈鱼	0.30	0.46	130.4
粉鲑	0.22	0.40	158.76
龙虾	0.34	0.14	198.45
阿拉斯加帝王蟹	0.29	0.12	240.97
鳕鱼	0.13	0.13	382.72
淡味金枪鱼罐头	0.05	0.22	382.72
太平洋鳕鱼	0.04	0.12	623.69

DHA过少和DHA氧化都与神经炎症、神经元功能障碍和细胞凋亡水平的增加有关，而所有这些都被认为可以导致大脑加速老化[84]。

我非常相信，首先要从新鲜食物中获取身体需要的东西，但我也知道有时有针对性的膳食补充剂确实是很好的选择。在Stephanie这个个案上，我想让她日常多吃些海鲜，但我也告诉她，如果她因为食欲不振而难以进食，那么她可以尝试膳食补充剂。这没什么不对的，而她最终也选择了膳食补充剂。令人欣慰的是，Stephanie还是将吃鱼增加到了每周两次，同时她也每天服用鱼油补充剂。

多吃绿叶菜

为了保护大脑免受神经炎症、神经元功能障碍、细胞凋亡和DHA氧化的影响，大脑需要两种有效的抗氧化剂：叶黄素（Lutein）和玉米黄质（Zeaxanthin）。

叶黄素是一种类胡萝卜素，在绿叶菜中含量很高。它是人们抗氧化防御的重要组成部分。特别是，叶黄素已被证明可以预防大脑中的DHA氧化[86]，并且随着年龄的增长，大脑中叶黄素浓度越高，认知功能保持得越好[87]。

研究人员系统回顾了几个研究，这些研究主要关注补充叶黄素对没有认知障碍的健康成年人的认知表现是否有影响。结果发现，每天服用10毫克叶黄素可以持续改善情景记忆和认知抑制，并有可能提高注意力[88]。其他研究显示，补充叶黄素可以增加神经营养因子（支持神经元生长和存活的分子）、提升抗氧化能力[89]。

膳食补充剂在促进大脑健康方面可以发挥巨大作用。一定要去看第八章,了解最有效的膳食补充剂,用以优化大脑功能及情绪,长期保持大脑健康和神经递质平衡。

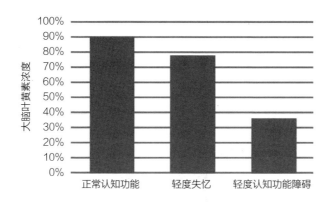

不起眼的鸡蛋是叶黄素的极好来源，其生物利用度远高于菠菜等绿叶菜。一项研究让健康成年人连续10天每天通过吃鸡蛋摄入6毫克叶黄素，结果显示他们体内的叶黄素含量增加了68%，效果明显好于从菠菜或两种不同的叶黄素膳食补充剂中摄取叶黄素的效果[90]。另一项研究发现，蛋奶素食者每周只要吃6个鸡蛋，就足以使他们体内的叶黄素水平提高20%[91]。

食物中叶黄素的含量		
食物	计量单位	叶黄素含量（毫克）
菠菜（生）	1杯（30克）	3.7
甜青豆	1杯（145克）	3.6
西葫芦（煮熟）	1杯（180克）	2.1
西蓝花（煮熟）	1杯（156克）	2.0
有万寿菊喂养的鸡蛋*	1杯（50克）	1.6
羽衣甘蓝（生）	1杯（21克）	1.3

* 译者注：蛋黄会偏红。

食物	计量单位	叶黄素含量（毫克）
玉米粒	1杯（145克）	1.1
芦笋（煮熟）	1/2杯（90克）	0.7
西芹（煮熟）	1杯（150克）	0.5
胡萝卜（生）	1杯（128克）	0.3
常规鸡蛋	1杯（50克）	0.25

当然，这并不意味着你要放弃菠菜只吃鸡蛋；这只是代表鸡蛋可以提供生物利用度更高的叶黄素。最好的办法是：两样都吃。记得不要扔掉蛋黄，因为蛋黄中含有叶黄素。

促进神经传递的关键营养素

通过执行这本书中的营养策略，大多数人应该都可以获得所需的基本营养来支持神经递质工作。但有时我们还需要有意识地增加某些食物的摄入量，以及增加膳食补充剂的摄入量，来确保摄入了充足的维生素。MIND饮食包含了我们想吃的、用来建立一个大脑健康营养计划的绝大部分食物。但理解为什么有些食物很重要，尤其对神经递质非常重要，能够使我们更好地去采用和接受新的营养策略。

1. 蛋白质

首先讲的是人类的好朋友蛋白质。它不仅对健康的身体不可或缺，而且对理想的大脑健康和神经传递也至关重要。当我们就餐时，不管选择什么，我们都希望餐食中含有蛋白质。最糟糕的选择就是摄取纯碳水化合物和含蛋白质很少的食物，这会降低食欲肽水平，导致困倦或疲劳。蛋白质提供多巴胺前体酪氨酸（Tyrosine）和血清素前体色氨酸（Trytophan）。没有足够的蛋白质，就没有足够的成分来制造多巴胺或血清素，这将导致人们情绪淡漠和有疲劳感。

人体需要从蛋白质中获取多种营养物质来制造多巴胺，包括酪氨酸、维生素 B_6、叶酸和铁。简单来说，酪氨酸在叶酸和铁的帮助下转化为 L-DOPA 分子，然后在维生素 B_6 的帮助下转化为多巴胺。动物研究表明，缺乏这些营养素中的任何一个都会导致多巴胺代谢紊乱[92, 93, 94, 95]，所以你要确保你的饮食可以充足地供应这些营养素。

2. 维生素 B_6

经常吃瘦肉、禽类和海鲜更容易获得维生素 B_6。你也可以通过定期摄入坚果、种子、土豆、红薯、香菇和卷心菜来满足 B_6 的日常摄入需求。

维生素 B_6 的最佳食物来源（每100克）			
	每日供应量百分比	动物来源食品	植物来源食品
绿色带	>50%	肝脏（不限动物来源） 金枪鱼	开心果
橘色带	25%～50%	瘦红肉* 瘦猪肉 鱼类和海鲜 禽类	葵花子 榛子 核桃 棕榈芯

* 译者注：红肉通常指牛羊肉，瘦红肉指脂肪比例很低的牛羊肉。

续表

	每日供应量百分比	动物来源食品	植物来源食品
黄色带	10% ~ 25%	鸡蛋	大多数坚果和种子 土豆 香菇 抱子甘蓝 红薯 甜椒 卷心菜

3.铁

铁是优化多巴胺代谢的第三种营养素，在动物性食物中含量丰富，但如果想从植物性食物中获取就需要合理计划，因为植物形式的铁比动物形式的铁的生物利用度更低。

铁的最佳食物来源（每100克）			
	每日供应量百分比	动物来源食品	植物来源食品
绿色带	>50%（男性） >25%（女性）	瘦红肉 牡蛎 乌贼 章鱼	土豆
橘色带	25% ~ 50%（男性） 10%~25%（女性）	沙丁鱼 禽类红肉*	苋菜 画眉草 大多数豆类 菠菜
黄色带	10%~25%（男性） 5%~10%（女性）	大多数鱼类 白肉** 鸡蛋 奶酪	大多数谷物 羽衣甘蓝 芦笋 蘑菇 青豆

* 译者注：禽类红肉一般指禽类的腿肉。

** 译者注：白肉一般指鱼肉和禽类胸肉，如鸡胸肉、火鸡胸肉。

饮食中有两种形式的铁：血红素（Heme）和非血红素（Nonheme）。血红素铁仅由动物性食物提供，其生物利用度为15%～35%，而非血红素铁是铁在植物中的存在形式，其生物利用度要低得多，不到10%。如果你不吃肉，那么补充铁就需要谨慎计划，以确保你能获得足量的铁来制造多巴胺。

4.叶酸

人体需要摄入足够的叶酸，尤其是甲基叶酸（Methylfolate），这是合成多巴胺所需的叶酸形式[98]。这种叶酸很容易从高纤维蔬菜和豆类中获取，这些植物中45%～65%的叶酸是以甲基叶酸形式存在的[99]。

叶酸的最佳食物来源（每100克）			
	每日供应量百分比	动物来源食品	植物来源食品
绿色带	>50%	肝脏	—
橘色带	25%～50%	—	大部分绿叶菜和纤维食物 大多数豆类
黄色带	10%～25%	鱼卵 青口贝 螃蟹	大多数坚果和种子

人体内制造甲基叶酸的唯一方法是通过MTHFR酶（Methylenetetrahydrofolate，亚甲基四氢叶酸还原酶）。然而，许多人的基因多态性影响了其功能的发挥。因此，如果你选择补充叶酸，就用甲基叶酸的形式，特别是如果你在MTHFR中具有多态性的话。甲基叶酸是最具生物活性的叶酸形式，可以

避免任何遗传问题。

5.色氨酸

除了维生素B_6、叶酸和铁，你的身体还需要色氨酸来合成血清素。色氨酸需要穿过血脑屏障才能用于大脑内的血清素合成，而首先它需要与其他几种氨基酸竞争通过这一屏障。

当人们摄入碳水化合物时，胰岛素的反应是优先将其他氨基酸运送到肌肉组织，使色氨酸在穿过血脑屏障时竞争减少[100]。情绪障碍（如抑郁、易怒、暴躁）、食欲旺盛、记忆力差以及注意力不集中，都可能是身体没有产生足够的血清素的迹象。因此，如果你的血清素分泌水平较低，那么你可以从高碳饮食中受益，比如多吃谷物、豆类、淀粉类蔬菜和水果（当然同时还要提供足够的蛋白质）。

6.胆碱

胆碱是大脑中合成乙酰胆碱（参与执行功能的主要神经递质）和磷脂酰胆碱（细胞膜最丰富和最重要的结构成分之一）所必需的营养物质。

胆碱的最佳食物来源（每100克）			
	每日供应量百分比	动物来源食品	植物来源食品
绿色带	>50%	肝脏（不限动物来源） 全蛋 鱼子酱和鱼卵	向日葵卵磷脂

	每日供应量百分比	动物来源食品	植物来源食品
橘色带	25%~50%	瘦红肉 瘦猪肉 牡蛎 三文鱼	—
黄色带	10%~25%	白鱼 大多数软体动物 禽类	豆类 坚果和种子 花椰菜 蘑菇 甘蓝类绿叶菜 西蓝花 抱子甘蓝

众所周知，大脑中的胆碱在神经元可塑性、膜稳定性、释放信号和神经传递中起着至关重要的作用，所有这些对于大脑和神经系统的交流非常重要[101]。

杂食性饮食应该可以提供足够的胆碱，因为大多数肉类都是胆碱的优质来源。即使你不吃肉，每天吃3个鸡蛋也能满足需求，而向日葵卵磷脂是优质的素食胆碱的来源。

保持水分充足

脑细胞每天都需要纯净、新鲜的水供给才能正常工作。水对所有的细胞都至关重要，这就是为什么人体可以在没有食物的情况下存活数周，而在没有水的情况下最多只能维持三四天。脱水只需要几小时就会损害身体的能量水平、情绪和大脑功能。

适当的水合作用会使血压升高和动脉血管扩张（血管舒

张），从而使流向大脑的血流量增加，向脑细胞输送的氧气和葡萄糖进而得到提升，情绪、能量水平和认知能力也会得到改善。

说到应该喝多少水，这里并没有一个放之四海而皆准的标准，也不是"每天要喝相当于体重的盎司单位的水量"。你需要多少水取决于你的日常活动水平和你所居住环境的气候。如果你每天花几小时在户外，做大量的高强度运动，或者每天蒸桑拿，那么你对水的需求量将大大超过那些久坐不动、大部分时间都待在一个温度控制得宜的房间里的人。

衡量你需要喝多少水的最好方法是检查你的尿液的颜色。颜色越浅，说明你体内的水分越多，而颜色越深，说明你需要喝更多的水。

提醒一句：有些物质，如甜菜、胡萝卜、黑莓和辣椒粉，以及大剂量的B族维生素（如维生素B_2）都会改变尿液的颜色。

我的最后一个建议是：不要直接跑到水龙头那里去取自来水喝。如果你住在美国，公共自来水可能含有损害肠道健康的化学物质。你需要的是纯净的水，所以要检查一下你所在区域的水质。

这是Stephanie觉得她可以改进的地方。和许多人一样，她早上和下午都要靠咖啡来提神，我建议她慢慢减少咖啡因的摄入——甚至包括茶的摄入——同时增加白水的饮用量。但她说她不喜欢水本身的味道，我鼓励她买一个家用滤水器，可以直接安装在水龙头上，然后加一点柠檬、青柠或几片黄瓜提味。

维持住那些好的改变

大脑功能低下、脑雾和脑疲劳都会使日常生活变得困难。治愈大脑、平衡神经递质、优化大脑功能，不仅能提高智力，还能让能量水平更上一层楼。对Stephanie来说，这真的是一段值得记录的心路历程。改用MIND饮食1个月后，她的状况已经开始变好，这并非不可思议。

恢复活力和能量往往是一个渐进的、让身体慢慢重启的过程，但对Stephanie来说，这一开始还是有点难接受的。我向她强调，如果她能放下那种必须立刻看到变化的心态，转而用心关注自己的体感，她会更好地享受结果。1个月有5天，她会跟踪记录她的饮食、情绪、睡眠模式、记忆和整体能量；1个月后再记录5天。

虽然Stephanie花了近1年的时间才重新开始攀岩，但每个月稳步的进步激励着她继续这项爱好。"这么长时间以来，我第一次觉得自己正在好转。"她在我们合作两个月后说，"我知道我还没有完全康复，但我感觉已经好多了，我觉得总有一天我会成功的。"

随着时间的推移，Stephanie体验到了更多效果，我们持续增加营养策略，比如重新调整她的昼夜节律、修复她的肠道。

Stephanie的经历说明，人们无法控制自己的治愈速度——无论恢复大脑健康还是恢复能量，但是人们可以在这个过程中通过食物来滋养自己，努力让自己达到理想的状态，从而达到支持大脑和身体实现健康的目的。

| 行动清单 |

你可以通过以下的行动清单提升大脑健康水平。与前几章一样，我建议你一次选择不要超过3个行动，至少坚持2~4周，或者直到它们成为你的习惯，然后再换另外的行动。

☐ **每日摄取DHA和EPA。**

 ☐ 每周吃1次鱼或其他海鲜。

 ☐ 每周吃2~3次鱼或其他海鲜。

 ☐ 每周吃4~6次鱼或其他海鲜。

☐ **每天补充叶黄素和玉米黄质。**

 ☐ 每天吃1~2份绿叶菜（一碗生的蔬菜或半碗烹饪的蔬菜）。

 ☐ 每天吃3~4份绿叶菜。

 ☐ 每天吃5份及以上的绿叶菜。

□ **在日常饮食中添加莓果。**

　　□ 每次吃1份莓果，每周吃1~2次。

　　□ 每周吃3~4次莓果。

　　□ 每天至少吃1份莓果。

□ **在日常饮食中加入坚果。**

　　□ 每周吃1~2次坚果，每次约28克。

　　□ 每周吃3~4次坚果。

　　□ 每天吃1次坚果。

□ **在日常饮食中添加豆类。**

　　□ 每周吃1~2次豆类，每次1碗。

　　□ 每周吃3~4次。

　　□ 每天吃1碗豆类。

□ **摄入足够的胆碱以支持乙酰胆碱信号传导。**

　　□ 每天吃1份"黄色带"胆碱食物。

　　□ 每天吃1份"橘色带"或2份"黄色带"胆碱食物。

　　□ 每天吃1~2份"绿色带"，2~3份"橘色带"，或4~5
　　　　份"黄色带"胆碱食物。

□ **摄入足够的维生素B_6来支持GABA、多巴胺和血清素信号传导。**

　　□ 每天吃1份"黄色带"B_6食物。

□ 每天吃1份"橘色带"或2份"黄色带"维生素B₆食物。

□ 每天吃1~2份"绿色带"，2~3份"橘色带"，或4~5份"黄色带"维生素B₆食物。

□ **摄入足够的叶酸来支持多巴胺和血清素信号传导。**

　□ 每天吃1份"黄色带"叶酸食物。

　□ 每天吃1份"橘色带"或2份"黄色带"叶酸食物。

　□ 每天吃1~2份"绿色带"，2~3份"橘色带"，或4~5份"黄色带"叶酸食物。

□ **摄入足够的铁来支持多巴胺和血清素信号传导。**

　□ 每天吃1份"黄色带"含铁食物。

　□ 每天吃1份"橘色带"或2份"黄色带"含铁食物。

　□ 每天吃1~2份"绿色带"，2~3份"橘色带"，或4~5份"黄色带"含铁食物。

□ **确保饮食能提供充足的营养，每天摄入足够的蛋白质来支持神经递质合成（参考第三章获取足够的信息）。**

　□ 计算自己理想的蛋白质摄入量，按此量每周吃1~2天。

　□ 每周有3~4天摄入足够的蛋白质。

　□ 每周有5~6天摄入足够的蛋白质。

　□ 每天摄入足够的蛋白质。

　□ 每天喝足够的水，让尿液呈健康的柠檬色。

第二部分

激活线粒体

Supercharge Your Mitochondria

第七章

能量超级食物

Energy Superfoods

食物是燃料，有些食物是"超级"燃料，因为它们具有促进健康和促进线粒体增强的特性。

现在，你已经拥有了许多营养策略来对抗疲劳、增强线粒体、改善整体健康。这时如果你发现自己不得不去解决一个特定的应激源——比如说，你的肠道健康——那么你就从这里开始，先着手实施与此相关的营养策略和食物。如果你不确定要从哪里开始，或者你想要更多的建议，比如吃什么可以改善健康、增加力量和线粒体的数量，那么这一章的"能量超级食物"就是为你准备的。

其中一些超级食物会直接影响你的线粒体和能量水平，而另一些则可能有益于一些关键性的体内系统和功能，可以间接地提高你的能量水平。

为了使这一章更容易理解，我将这些超级食物按照人们对食物的普适性认知进行分类，这样你在寻找最好的水果、蔬菜或坚果的时候，就能够选择一个增强而不是消耗你能量的食物了。在有证据支持的情况下，我尽可能提供了建议服用量或补充量。

水果

石榴（Pomegranates）

石榴富含鞣花单宁（Ellagitannins），这是一种强效抗氧化剂，可以进一步分解成其他抗氧化化合物，如鞣花酸（Ellagic Acid）和尿石素（Urolithins）[1, 2]。这些物质已在大量研究中被证明对心血管、抗癌和线粒体有益。

经常饮用石榴汁也被证明可以在1～3年内减缓血脂氧化和减少动脉斑块的积累[3]，特别是对那些氧化应激水平较高的人来说[4, 5]。

石榴最重要的好处是它们能够刺激线粒体功能和线粒体自噬，这主要是通过一种叫作尿石素A的化合物来完成的[6]。线粒体自噬（线粒体＋自噬）相当于一个质量控制工具，通过靶向受损的线粒体使其自噬降解来保护线粒体健康，这使得任何可以促进线粒体自噬的物质对获得理想健康和预防疾病来说都十分重要。

研究发现，非专业的耐力运动员持续补充750毫克石榴提取物两周后，运动员在完全脱力之前可以循环的总时长增加了14%，他们依赖线粒体提供能量的时间增加了10%[7]。

建议补充量：每天补充750～1500毫克石榴提取物或每天吃1/2～1个石榴。

蓝莓（Blue Berries）

如果你想提高脑力、记忆力、学习能力和执行能力，那么关注一下蓝莓吧。大量研究表明，每天摄入1~2杯蓝莓可以改善健康老年人[8, 9, 10]、有认知障碍的老年人[11, 12]和健康的成年人的学习能力、记忆力和执行认知功能[13]。

此外，越来越多的证据表明，蓝莓及其植物化学物质可以预防癌症、肥胖、心血管疾病、糖尿病、骨质流失、免疫功能低下、脂肪肝、视力丧失和慢性炎症的发生[14]。

建议补充量：每天吃1~2杯蓝莓。

巴西莓（Acai Berries）

巴西莓是一种抗氧化剂和植物化学物质含量都很丰富的水果，原产于亚马孙丛林。经常食用巴西莓有诸多益处，比如，可以通过减缓血脂氧化来帮助对抗心血管疾病[15, 16, 17]，可以对抗随着年龄增长而发生的认知能力下降[18, 19, 20, 21]，可以预防癌症，降低其扩散和增殖的能力[22]，可以防止肝脏损伤和炎症[23]，等等。

食用巴西莓可以帮助减少剧烈运动后肌肉损伤的生物标志物。它能提高血清中抗氧化剂的水平，降低血脂[24]，改善身体功能，减少疲惫感[25]。此外，据报道，食用巴西莓可以减少身体炎症标志物和氧化应激反应，同时改善血管功能，尤其是对超重和肥胖的成年人而言[26, 27]。

建议补充量：每天吃1～2杯巴西莓。

越橘（Bilberries）

越橘是一种深紫色的浆果，源自欧洲，它含有多种花青素植物化学物质，类似于蓝莓[28, 29]，具有强效的抗氧化和抗炎作用[30, 31]。

研究表明，心脏病风险较高的成年人每日饮用330毫升越橘汁[32]，健康的成年人每日摄入300毫克越橘花青素[33]，炎症发生率会降低。此外，如果患有2型糖尿病的成年人在喝含糖饮料之前先摄入50克新鲜越橘，那么他们的血糖和胰岛素反应将分别降低18%[34]。

建议补充量：每天吃1～2杯越橘。

玛基莓（Maqui Berries）

玛基莓是一种奇异的、深紫色的水果，原产于南美洲。它富含花青素，具有很强的抗氧化能力[35, 36]，最终可提供的抗氧化剂水平是黑莓、蓝莓、草莓或覆盆子的3倍[37, 38]。

研究表明，玛基莓在对抗炎症性疾病方面具有强大的战斗力[39]。特别是，玛基莓已被证明可以减少血管炎症[40]。在一项针对吸烟者的研究中发现，每天摄入2克玛基莓提取物连续2周，可以有效减少肺部炎症的标志物水平[41]。

一项针对糖尿病前期患者进行的为期3个月的临床研究发

现，每天摄入180毫克玛基莓提取物可使平均血糖水平降低5%，这足以使患者的血糖水平恢复到正常范围内[42]。同时，它还降低了患者的低密度脂蛋白水平，升高了高密度脂蛋白水平（即改善了他们的血脂状态）。

其他研究显示，每天摄入30～60毫克浓缩玛基莓提取物，可以使泪液分泌量增加约50%[43]，后续研究也显示，仅需一个月就可以产生类似的效果，同时减轻眼部疲劳[44]。

建议补充量：每天补充100～2000毫克玛基莓提取物。

蔓越莓（Cranberries）

蔓越莓是一种粉红色的浆果，与其他大多数水果中存在B型原花青素（Pro-anthocyanidins，PACs）不同，它富含A型原花青素。对动物和人类的研究表明，在饮食中添加蔓越莓可以减少体内氧化应激标志物水平和炎症反应，从而防止线粒体功能障碍[45]。

以有代谢功能障碍的成年人为对象进行的大量随机对照试验也表明，每日饮用1～2杯蔓越莓汁或摄入1500毫克蔓越莓提取物，可以改善血脂、血压、血管功能和胰岛素敏感性[46]。

建议补充量：每天吃1～2杯蔓越莓。

卡姆果（Camu Camu）

卡姆果是一种亚马孙浆果，以其高水平的维生素C和植物化学物质而闻名[47, 48]，这些物质都对提升健康极其有益[49, 50, 51, 52]。

通过动物实验，卡姆果已被证明可以减少炎症[53]，减少脂肪堆积，减轻代谢功能障碍[54]，并保护肝脏免受损伤[55]。

研究也发现，每天饮用70毫升卡姆果汁持续1周，可以减少健康成年人的氧化应激和体内炎症标志物，而等量的维生素C补充剂则无法达到等同效用[56]。卡姆果还被证明可以减轻饮食对血糖水平的影响[57]，改善血管功能[58]。

建议补充量：每天喝1/4～1/2杯卡姆果汁（或摄入500～3000毫克粉剂）。

印度醋栗（Amla）

印度醋栗是一种传统的阿育吠陀草药，作用是增强活力和延年益寿。动物实验以及分离细胞研究表明，印度醋栗可以增强线粒体能量产生，刺激线粒体生物合成（Biogenesis），增加抗氧化酶生成，并保护细胞和线粒体免受氧化损伤[59, 60]。

研究人员一直在研究其在神经保护[61]、抗癌[62]和作为通用健康产品[63]的潜力。然而，最有效用的保障仍是通过对代谢健康的影响来实现的。

印度醋栗已被证明对患有2型糖尿病的成年人和正常成年人的代谢健康均有改善作用，最大的益处源自较高的剂量。它同时也在改善血糖控制和血脂方面具有效用，在降低糖尿病患者的血糖水平方面和糖尿病药物一样有效[64]。

一项针对成年人糖尿病患者的研究显示，每天摄入1000毫克印度醋栗在改善内皮功能、减少氧化应激、增加抗氧化酶活性和减少炎症方面与他汀类药物一样有效，而每天摄入500毫克印度醋栗也对身体有益，只是效用相对没有那么明显[65]。这些发现在一项关于代谢综合征的研究中得到了证实[66]。此外，每天服用500毫克印度醋栗连续4周，已被证明可以改善血管流动性问题，降低血管年龄，并减少氧化应激标志物[67]。

建议补充量：每日补充500~3000毫克印度醋栗。

微藻

螺旋藻（Spirulina）

几个世纪以来，生活在非洲乍得湖（Chad Lake）附近的当地人一直食用螺旋藻，它是中美洲阿兹特克人与西班牙征服者之间往来的重要贸易商品[68]。今天，你可以在许多健康食品商店的货架上找到它。

螺旋藻是现存最强效的超级食物之一，有大量数据支持，它对新陈代谢健康和能量生成有惊人的益处。

几项研究均显示，螺旋藻可以保护心脏、肝脏和肠细胞免受氧化应激和线粒体损伤，可以刺激线粒体生物合成，并减轻代谢功能障碍[69, 70, 71]。这些效用主要是因为螺旋藻含有一种叫作C-藻蓝蛋白（C-Phycocyanin）的小分子，这种强大的植物化学物质可以模仿胆红素（Bilirubin）的结构，具有类似的生理作用[72, 73, 74, 75]。

胆红素是一种强效的抗氧化和抗炎分子，可用于预防代谢综合征、糖尿病、心血管疾病和肾脏疾病[76, 77, 78, 79]。

除了改善代谢健康之外，还有大量证据表明，螺旋藻可以提高耐力运动的表现，减轻锻炼者的疲劳程度[80, 81, 82]。

建议补充量：每天至少摄入2克螺旋藻，理想量为6~8克。

小球藻（Chlorella）

小球藻大约有25亿年的历史，是最早栖息在地球上的单细胞生物之一。为了在那不可思议的年代中生存和复制，为了抵御饥荒、干旱、辐射和中毒，这种小藻类进化出了一系列令人印象深刻的物质，如类胡萝卜素、抗氧化剂，以及酶类，来生成能量、减少氧化应激和中和毒物，而所有这些都被收放在一个纤维状的盔甲壳里。人们只需要补充相对较少的小球藻，就可以"继承"它们的超强防御能力[83]。

补充小球藻已被证明可以提高慢阻肺（COPD）患者的抗氧化能力[84]，同时也可以将吸烟者的氧化应激水平降低20%[85]。

一项对19个随机对照试验进行了荟萃分析的报告显示，平均每天补充4克小球藻两个月，可以显著降低低密度脂蛋白胆固醇（LDL-C）、血压和空腹血糖[86]。

这也同样适用于那些与慢性疲劳做斗争的人。患有纤维肌痛的成年人每天补充10克小球藻和小球藻液体提取物，持续两个月，已被证明可以显著减少肌肉压痛点数量约8%，疼痛强度减轻约22%[87]。

参与者同时还反应，他们的纤维肌痛症状基本都有所改善，比如整体健康体感和活动能力均有所提高。

建议补充量：每天摄入500~3000毫克小球藻。

配菜

西蓝花芽苗（Broccoli Sprouts）

西蓝花芽苗是世界上最丰富的萝卜硫素（Sulforaphane）来源，萝卜硫素是一种可强力上调抗氧化反应元件Nrf2（Nuclear factor erythroid 2-related factor 2）的分子[88]。Nrf2不仅保护细胞免受氧化损伤和其他应激源的影响，还可以诱导肝脏解毒途径的第二阶段启动，从而帮助身体中和有毒物质并为排出做好准备。

研究表明，经常食用十字花科蔬菜（如西蓝花芽苗）的人有更强的解毒能力，这种能力会对药物代谢产生正面影响[89]。这些益处可以从24~48克新鲜西蓝花芽苗中获得，其提供20~40毫克萝卜硫素[90]。

此外，一项对17项临床试验的系统回顾分析显示，每天摄入100克以上的西蓝花芽苗可以降低2型糖尿病或心血管疾病患者的空腹血糖和血脂水平，以及胰岛素抵抗、氧化应激和炎症标志物[91]。超重但其他方面健康的成年人，每天摄入40克西蓝花芽苗也能将C反应蛋白（C-reactive Protein）和白细胞介素-6（Interleukin-6）等炎症标志物减少一半[92]。

建议补充量：每天摄入25～100克新鲜的西蓝花芽苗。

大蒜

大蒜（Allium Sativum）是一种球茎植物，与洋葱、青葱、韭菜和香葱同属。几千年来，大蒜被巴比伦人、埃及人、腓尼基人、维京人、中国人、希腊人和罗马人既当食物，也当药物食用[93]。

大量的对照试验结果都支持将大蒜作为一种健康补品看待。这些研究的荟萃分析发现，每天补充600～2400毫克大蒜提取物（约2～4瓣）可以降低2型糖尿病成年患者的氧化应激标志物[94]、炎症标志物[95, 96]、血脂和空腹血糖水平[97]，可以降低高血脂患者的血脂水平[98]，以及高血压患者的血压[99]。它还对改善肝功能有效[100]。

建议补充量：每天服用大蒜提取物600～2400毫克，或每天食用大蒜2～4瓣。

生姜

生姜在许多文化中都既是烹饪食材也是草药，它经常被用作消化系统的滋补品，比如消除腹胀和恶心等症状[101, 102]。

事实上，食用1～2克生姜就和服用维生素B_6或某些治疗孕期恶心的药物一样有效[103]，它还可以帮助缓解癌症化疗患者的恶心和呕吐[104]。

好几项荟萃分析还显示，食用生姜可以缓解痛经[105]，降低炎症和氧化应激标志物[106]，降低血压（在每天剂量超过3克的情况下）[107]，降低血脂[108]，并有助于超重和肥胖的成年人减肥[109]。

建议补充量：每天至少食用3克生姜（如果你喝姜茶，大约1.5茶包，或者大约1/2茶匙姜粉）。

可可

可可作为一种营养和药用食物被人类使用了3000多年，由于中美洲的奥尔梅克、玛雅和阿兹特克文化都大量使用可可，因此它在世界各地享有盛名[110, 111]。

虽然许多人可能认为可可只被用于甜点或糖果中，但实际上，它比大多数其他含类黄酮的食物（包括绿茶和红酒），有更为丰富的植物化学物质和更高的抗氧化能力[112]。当然，可可豆的来源和加工方法会对有效成分产生影响，所以最好是可以找到一种非碱化的（生的）可可粉。

荟萃分析表明，食用可可有益于血管健康（降低动脉僵硬度，增强内皮功能）[113, 114]，减少氧化应激标志物[115]，适度降低血压[116]，并改善其他一些心脏代谢风险因素，如炎症、胰岛素敏感性和血脂水平[117]。

但是需要记住，你想要的是非碱化的可可粉，因为碱化过程（Alkalizing，"Dutch"）会破坏黄烷醇（Flavanol），这就是为什么这种可可不那么苦的原因。如果你选择吃巧克力，那就选择你能忍受的最黑的巧克力，而不要吃牛奶巧克力。

建议补充量：至少50克黑巧克力或40克纯可可粉。

坚果、种子和高脂水果

巴旦木（Almonds）

巴旦木是一种核果（Drupe or Stone Fruits），就像桃子和杏一样，只是我们吃的部分是它的种子。尽管如此，从烹饪和营养的角度来看，巴旦木是坚果，其富含维生素E、纤维和植物化学物质，为人们的饮食提供高营养密度的脂肪来源[118]。

随机对照试验的荟萃分析表明，每天至少吃28克（约一手掌心）巴旦木可以降低与心血管疾病有关的血脂[119]，减少体重及体脂[120]。各项临床试验也表明，经常食用巴旦木可以降低氧化应激和炎症标志物水平[121]。

巴旦木另一个很酷的地方是，它含有一层坚韧的植物细胞壁，将脂肪颗粒包裹起来，使脂肪无法被消化和吸收[122]。因此，咀嚼少则意味着此细胞壁更完整，从而干扰其消化过程[123]，这也意味着通过摄入巴旦木获得的身体可用热量更少，但同时更多的纤维可触达微生物群。研究表明，每天吃约56克巴旦木，可以有效增加健康成年人体内的微生物多样性[124]。

建议补充量：每天最少食用约28克巴旦木。

牛油果

牛油果是一种脂肪含量很高的水果，富含健康的单不饱和脂肪酸、纤维和植物化学物质，尤其是类胡萝卜素叶黄素（Lutein）。研究表明，每天吃一个牛油果可以增加黄斑色素密度（Macular Pigment Density，叶黄素在体内的主要位置与大脑专注力有关）[125]。

荟萃分析研究显示，用牛油果代替饮食中的其他食物，可以使低密度脂蛋白胆固醇和甘油三酯的含量中高幅度降低[126, 127]，而这两样是心血管疾病的关键风险因素。

在其他临床试验中，参与者被引导多食用牛油果。结果显示，运动后自主神经系统（休息和恢复）活性得到改善[128]，血清抗氧化物水平提高，氧化低密度脂蛋白颗粒水平降低[129]，当用牛油果取代饮食中的碳水化合物时，饮食代谢反应得到改善[130]。

建议补充量：每天吃1/2～1个大牛油果。

高纤维蔬菜

番茄

番茄是一种水果，以其高浓度的红色的番茄红素而闻名，番茄红素（Lycopene）就是以番茄植物（Solanum Lycopersicum）命名的。这种类胡萝卜素被认为是最有效的单线态氧猝灭剂（Singlet Oxygen Quenchers）之一[131]，单线态氧猝灭剂是人体内氧化应激的主要来源，尤其是皮肤部分[132]。

一项研究发现，每天吃55克番茄酱（含16毫克番茄红素）可以减少线粒体损伤，提升皮肤中的胶原蛋白沉积[133]。

当然，如果不喜欢吃番茄，你仍然可以从纯番茄红素补充剂中获益[134, 135]，尽管比从番茄中获得等量番茄红素的益处要少一些，但仍然有效[136]。考虑到番茄不仅含有番茄红素，还含有其他类胡萝卜素，这些类胡萝卜素在人体内具有生物效应，所以以上结论是合理的[137]。

除了让皮肤有光泽，吃番茄还能降低死亡风险或死于心脏病的风险[138]，并且可以适度降低血脂[139]，降低患前列腺癌的风险[140, 141]。

建议补充量：每天吃40克番茄酱或1~2个大番茄。

甜菜（Beets）

甜菜以其高浓度的膳食硝酸盐而闻名，这种分子在人体内会转化为一氧化氮[142]。一氧化氮是心血管系统中的一种信号分子，在放松血管、促进血管舒张和降低血压方面起着核心作用[143]。

研究表明，从甜菜等食物中摄入硝酸盐可以增加体内一氧化氮的浓度，从而改善血压、内皮功能、动脉硬度、血小板功能和运动表现[144]。

举例来说，一个中等大小的甜菜（约80克）可以提供约200毫克硝酸盐[145]。一项对47个随机安慰剂对照试验的荟萃分析报告显示，每日从甜菜根和其他来源补充250～1200毫克硝酸盐，可以改善耐力运动表现，这个结果在多项测评中均有体现，尤其在延长健康成年人精疲力竭前的能量持续时长上尤为明显[146]。

建议补充量：每日补充250～1200毫克硝酸盐或吃1～6个甜菜。

蘑菇

蘑菇是人类饮食的重要组成部分，几千年来一直被用于治疗各种疾病。虽然药用蘑菇被认为与食用蘑菇不同，但随着人们对蘑菇的强效的促进健康的属性了解得越来越多，这种差异变得越来越模糊。

同属蘑菇类的如奶油菇（Cremini Mushroom）、香菇和平菇等都含有丰富的人体必需矿物质，如钾、铜和锌，也富含益生元纤维和具有抗病毒、抗菌和抗生素特性的功能性多糖，能预防癌症和代谢功能紊乱[147, 148, 149]。

最常见的烹饪蘑菇是奶油菇（棕圆蘑）或纽扣菇（Button Mushroom，白圆蘑），这是种还未成熟的波特菇（Portabella Mushroom）。这种蘑菇含有的多糖已被证明可以降低通常由肠道吸收的微生物内毒素引发的炎症反应[150]，每天吃100克这种蘑菇，持续1周，可以增强免疫球蛋白A分泌，提高黏膜免疫力[151]。

更有甚者，动物经常食用奶油菇或纽扣菇也被证明可以改善微生物群多样性，防止致病性感染[152]，并改善先天免疫功能[153]。

针对亚洲美食的主要原料——平菇的临床试验显示，健康成年人食用平菇可以增强免疫功能[154, 155, 156]，而针对香菇的临床试验则显示，食用香菇除了可以增强免疫力，还能预防蛀牙[157, 158]。

建议补充量：常规性食用（理想情况每周至少3次）。

动物蛋白

鸡蛋

优质的散养鸡蛋是蛋白质和许多营养物质的高效来源，尤其是胆碱（Choline）、DHA和叶黄素。明确是散养鸡蛋很重要，因为鸡的饮食会显著影响鸡蛋的营养质量。

与传统或有机母鸡相比，散养母鸡下的蛋含有更多的omega-3脂肪酸，包括显著增加的DHA[159]（与海鲜中的含量相当）、更少的omega-6脂肪酸，以及更低的omega-6与omega-3的比例[160, 161*]。此外，散养母鸡下的鸡蛋含有更多的维生素E和生物活性化合物，包括叶黄素和玉米黄质（Zeaxanthin）[162, 163]。

* 译者注：还是要看具体的地理环境，可能在国内会有所不同。

就胆碱而言，一个大鸡蛋提供约170毫克胆碱，约占男性所需量（550毫克）和女性所需量（425毫克）的30%~40%。换句话说，每天吃3~4个鸡蛋，可以提供支持神经传递、人脑健康和肝功能所需的所有胆碱。

建议补充量：每天吃1~4个鸡蛋。

牛肝

牛肝是地球上营养最丰富的食物之一，尽管它的味道确实不尽如人意，但是只要约100克牛肝就能满足你每天对大多数B族维生素、维生素A和铜的需求，同时提供近50%身体所需的胆碱、锌、铁、硒和叶酸。

牛肝就是天然的多种维生素复合剂，不过不能吃太多，因为会有维生素A和铜过量的风险，最好是每周吃不超过约454克（1磅）。

此外人们普遍认为，由于在体内负责排毒工作，所以肝脏充满了有毒物质，但这是没有根据的。肝脏不储存有毒物质，它只是对其进行处理，并为排出体外做准备。

建议补充量：每周食用2~4次，每次225~450克牛肝。

三文鱼子

三文鱼子由红橙色未受精的鱼卵组成，就像鱼子酱一样。它们富含多种营养物质，包括维生素A、胆碱、铁、镁、钙、硒和omega-3脂肪酸（EPA和DHA），它们是自然界最丰富的磷脂来源之一，如果将其添加到饮食中，就像配置了一个营养发电站。

建议补充量：按照个人口味来。

牡蛎

牡蛎是锌的最佳来源，而锌是维持正常免疫功能、伤口愈合和新陈代谢所必需的矿物质。一个中等大小的牡蛎就能提供人一天所需的锌，以及大量的铁、硒和omega-3脂肪酸（EPA和DHA）。

一项涉及94名健康成年人的随机临床试验发现，与安慰剂相比，每天吃40克煮熟的牡蛎（含15毫克锌）连续12周，可以显著提高睡眠效率，缩短入睡时间，减少夜间躁动[164]。

建议补充量：如果你喜欢的话，可以安排每天吃1~3个牡蛎。

全谷物

燕麦（Oats）

如果你只吃一种谷物，那就选择燕麦吧。它是复合碳水化合物的极好来源，含有一种叫 β - 葡聚糖的特殊纤维以及许多矿物质，如锰、镁、铁、硒、锌和铜。

燕麦中的 β - 葡聚糖纤维不断被证实有助于降低血脂，从而改善心血管健康[165]。此外，在饮食中加入燕麦也被证明可以降低空腹胰岛素水平并改善血糖控制[166, 167]，但这些效用只有在燕麦被最低限度加工的情况下才会发挥，如粗粒燕麦片（Steel cut）或粗压燕麦（Thick Rolled）[168]。

燕麦的另一个独特益处是燕麦胺（Avenanthramide），这是一种燕麦特有的植物化学物质，人摄入后可以提高抗氧化能力[169]，还可以减少年轻人和老年人运动引发的体内炎症[170, 171, 172]。

建议补充量：每天食用 1～2 份（40～80 克干燕麦）。

豆类

黑豆

黑豆富含纤维、蛋白质、植物化学物质、多种维生素和矿物质，如钙、镁、钾、锌和叶酸。与单独等量补充纤维或抗氧化剂相比，食用黑豆已被证明更能提高抗氧化能力，降低胰岛素反应，这表明食用完整的黑豆具有体内协同作用[173]。

其他研究也表明，黑豆可以降低进食时的血糖反应[174]，这意味着黑豆可以最大限度地减小餐后血糖的波动和骤降，而这些波动和骤降通常就会引发疲劳。与其他豆类相比，食用黑豆还能改善心血管健康（改善血管张力）[175]。

建议补充量：常规性食用。

大豆

大豆和众多（但不是全部）由大豆制成的产品都是高质量蛋白质和大量纤维的丰富的植物来源。大豆是亚洲社会传统饮食的一部分，在那里它们经过简单加工，成为纳豆（Natto）、豆腐、天贝（Tempeh）、味噌（Miso）、酱油和豆浆等健康食品。

许多豆制品富含异黄酮（Isoflavones），这是一种植物化学物质，食用它可以降低血脂[176]，降低血压[177, 178]，改善内皮功能[179]，这可能就解释了为什么食用大豆可以降低患心血管疾病的风险[180]。如果你的饮食中包含大豆，我强烈建议你只食用有机大豆食品，最好是传统发酵的豆制品，如天贝和纳豆。

建议补充量：每周至少吃几次豆制品（最好是有机和发酵的豆制品）。

第八章

能量超级补充剂

Energy Super
Supplements

到目前为止本书所介绍的营养策略已经可以为优化你的能量水平和线粒体功能打一个坚实的基础了。通过使用饮食这个工具来处理最常见的细胞危险反应的触发因素，你可以体验到新的活力和生机。

然而，改变饮食习惯需要时间。许多策略都需要从调整进食时间和进食计划、食物种类、食物准备和烹饪等诸多方面进行。这些调整非常重要，它们是一个复杂的过程，你需要几周的时间才能感受到积极的变化。

相比之下，一些补充剂则可以在短短1周内提高你的能量水平。

补充剂之所以叫"补充剂"，是因为它们可以作为饮食之外的补充，提供不能从食物中获得的营养和其他化合物。对于许多长年衰弱和持续疲劳的人来说，有时服用一两种补充剂足以缓解症状，体验更好的能量水平。然后，这种体感就会演化成一种激励，刺激他们继续坚持对自己的饮食大幅改造。

本章的目的是介绍一些极其强大和有效的补充剂，分享这些补充剂发生作用的科学原理、基于科学证据的建议剂量，以及人们在饮食中添加补充剂时体验到的一些最常见的好处。

这些补充剂可以帮助你恢复线粒体的活力，获得更深层的、更有修复力的睡眠，加强肠道的完整性，改善血糖控制，增强大脑功能，舒缓情绪——每一个都可以帮助你更好地克服疲劳，恢复你失去的能量。

这些信息还可以帮助你与健康专家们进行更有策略的对话。如果你自己无法把控是否选择了正确的补充剂，没关系，可以咨询医疗保健从业人员，如功能医学、整合医学，或自然疗法提供者推荐有针对性的补充剂。

当然，服用补充剂——无论一次服用一种补充剂还是多种补充剂——不是达到理想健康状态、恢复线粒体功能和理想能量水平所必需的。

但对一些人来说，补充剂可能就是那个改变结果的关键工具。

使用任何补充剂和任何策略的关键点是永远听从你的身体的反应。书中涵盖了每种补充剂的建议剂量以及许多人通常会经历的改善体验，但请从较低的剂量开始，然后逐渐增加。如果按照推荐剂量服用，这些补充剂都不会有明显的不良影响。尽管如此，身体是独一无二的，所以在你开始服用补充剂后，需要尽可能关注身体的感受。

需要记住的是，我们的目标是提升能量水平，让身体感觉很棒。如果任何补充剂（或策略）引起负面反应，请放弃。

而如果有些补充剂（或策略）不起作用，不要因此而气馁。试着换个角度看问题。告诉自己，你离那些最适合你的补充剂（或策略）更近了，你离你的理想状态只有几步之遥了。

线粒体支持和能量增强

我们的清单上首先出现的是通过直接增强线粒体功能和帮助塑造抗伤害能力来解决能量问题的补充剂。鉴于线粒体在身体中无处不在，增强线粒体能量产生的好处是巨大的，不仅可以减轻疲劳，还有更微妙的益处：改善代谢健康和认知功能。

重要的是，这些化合物都不像咖啡因那样属于兴奋剂，咖啡因只能通过引起体内的应激反应来提供暂时的能量冲击。更糟糕的是，经常使用兴奋剂会导致习惯发生：这时它们无法继续提高能量水平，而只能维持在一个新的基线上。*而且，必须继续有规律地摄入，否则会出现戒断症状且能量水平下降，直到习惯消退为止。

* 译者注：这和耐药性是一个道理。

随着时间的推移，上述的补充剂会帮助建立"细胞引擎"——线粒体，让它们变得更强壮，能够产生更多的能量。它们本质上是通过提高线粒体和身体自身的能力来提高基线能量水平的。

有不少补充剂是可以用来强化线粒体功能的。我在此列出了前7名，它们是目前评估下来最好的7种补充剂。建议你先从这其中挑选一种试试。如果你没有得到理想的效果，或者你只是想看看身体对其他补充剂的反应是否更好，那么你可以深入尝试本节介绍的任何一种补充剂。

前7名

1. 复合维生素和矿物质（Comprehensive Vitamin and Mineral Formula）

复合维生素就像一张安全网，大多数人都需要它。一项针对70个运动员和久坐不动的成年人制订的饮食计划的分析发现，这些人普遍缺乏3~15种维生素和矿物质[1]。另一项研究分析了4种流行的饮食法（Atkin for Life，South Beach，Best Life和DASH），发现一个人每天需要消耗超过18000卡的热量才能确保摄入足够的必需微量营养素[2]。

当我们观察普通美国人时，毫不意外地发现他们的营养情况正如上所述。即使加入了强化食品，也有超过一半的美国人对维生素A、D、E、K，以及钙、镁、钾的摄入量不达标[3]。在其他研究中，如果只看饮食，33%~58%的美国成年人至少缺乏一种主要维生素，如维生素A、B_6、B_{12}、C、D或E，但如果使用复合维生素，那么只有8%~19%的人至少缺乏一种维生素[4]。

从上面的数字看来，几乎每个美国人都至少缺乏一种关键营养素，甚至是几种。这里无法详细介绍每一种必需营养素，但它们都或多或少对能量水平有影响[5]。

- B族维生素是将食物转化为细胞能量所必需的
- 维生素C减少氧化应激，是合成肉碱（Carnitine）所必需的
- 维生素E防止线粒体膜氧化
- 维生素A维持线粒体呼吸的健康速率
- 维生素D在整个身体中具有无数与能量相关的功能
- 铁对于氧气在全身的运输是必不可少的
- 镁是细胞能量制造所必需的
- 锌是保护线粒体的抗氧化酶活性所必需的

对于那些服用复合维生素的人来说，坚持服用似乎确实有适度的健康益处。一项对21个持续时间超过1年的随机对照试验的荟萃分析发现，长期服用复合维生素可以将综合原因导致的死亡风险降低6%[6]，这种效用可能是通过预防临床和亚临床营养缺乏来达到的。

更重要的是，患有慢性疲劳的女性每天补充复合维生素和矿物质持续两个月，被证明可以减少35%的疲劳，减少39%的睡眠障碍[7]。不用做昂贵的测试去判定你缺乏哪些特定的营养素，只需要坚持使用高质量的复合维生素和矿物质，这是一种有效的方法，它可以覆盖你的营养所需，纠正导致疲劳的常见营养缺乏。

说句题外话，并不是所有的研究都发现服用复合维生素有益。这是一个复杂和微妙的话题，但值得一提的是，大多数负面结论的主要原因是使用了劣质的维生素和矿物质。正如后面将提到的那样，使用某些形式的B族维生素会降低其功效或增加不良反应的风险，而常见的复合维生素补充剂可能会使用这种形式的B族维生素。

维生素E也是这样。它由8种分子组成，但大多数补充剂只使用一种，即α-生育酚（Alpha-tocopherol），与更具生物活性的生育三烯醇（Tocotrienols）相比，α-生育酚的益处有限[8]。更糟糕的是，有些补充剂可能会使用人工合成的DL-α-生育酚，这不仅比天然的α-生育酚生物利用度低，而且可能导致肝损伤和前列腺癌等危害[9, 10]。

建议补充量：选择能以理想方式提供一系列生物学益处的复合维生素和矿物质。这些看似微小的细节，如每种营养素的存在形式，最终会决定你是否能从中获得能量和长寿的益处，因此使用高品质的复合维生素和矿物质是首选，而不是你在当地药品或健康食品商店里随意找一款产品，这一点至关重要。

常见功效：可以确保线粒体和其他细胞的营养充足，以达到理想功效。

2. 甲基B族维生素（Methyl B Complex）

在所有必需的维生素和矿物质中，B族维生素特别值得注意，因为没有它们，人们就无法将所吃的食物转化为细胞能量，线粒体也无法发挥作用。具体的维生素包括：

- 硫胺素（Thiamin，B_1）——从葡萄糖中获取能量并在线粒体内合成携带能量的分子所必需的物质

- 核黄素（Riboflavin，B_2）——黄素蛋白的中心单位，是线粒体能量产生和抗氧化防御所必需的物质

- 烟酸（Niacin，B_3）——NAD+（烟酰胺腺嘌呤二核苷酸，辅酶 I）和 NADP+（烟酰胺腺嘌呤二核苷酸磷酸，辅酶 II）的核心单位，它们与黄素蛋白一样，是线粒体能量产生和抗氧化防御所必需的物质

- 泛酸（Pantothenic Acid，B_5）——辅酶 A（Coenzyme A）的核心单位，在能量生成和许多营养物质的代谢中起着至关重要的作用

- 吡哆醛（Pyridoxal，B_6）——是氨基酸代谢、基因表达和同型半胱氨酸分解所必需的物质

- 生物素（Biotin，B_7）——是参与能量生成、氨基酸代谢、基因表达和细胞生长的几种酶的核心成分

- 叶酸（Folate，B_9）——是甲基化反应、DNA 合成和同型半胱氨酸分解所必需的物质

- 钴胺素（Cobalamin，B_{12}）——是某些氨基酸和脂肪酸的分解，以及同型半胱氨酸的分解和叶酸的再循环所必需的物质

除了参与能量生成，3种B族维生素对于体内另一项至关重要的工作是必不可少的，即同型半胱氨酸（Homocysteine）分解。过量的同型半胱氨酸对身体有多种有害影响，特别是对心血管系统、大脑、骨骼和关节[11]。患有慢性疲劳的人脑脊液中的同型半胱氨酸水平显著升高，而同型半胱氨酸的水平也与一个人的易疲劳程度有关——同型半胱氨酸水平越高，越容易疲劳[12]。研究还发现，较高的同型半胱氨酸水平是衰老导致神经变性和认知功能下降的重要原因之一[13, 14]。

同型半胱氨酸的分解涉及3种B族维生素：叶酸、维生素B_{12}和维生素B_6。叶酸是其中最重要的，也是最需要关注的，因为人们需要一种叫作5-甲基四氢叶酸（简称甲基叶酸）的特殊形式来分解同型半胱氨酸。正如第六章所述，人体产生甲基叶酸的唯一途径是通过亚甲基四氢叶酸还原酶（MTHFR）。然而，许多人的基因多态性（一种突变类型）使这种酶的功能受到限制[15, 16, 17]。

这意味着除非你直接摄入甲基叶酸来绕过这个瓶颈，否则你将很难分解同型半胱氨酸。虽然摄入高纤维蔬菜和豆类有所帮助，但由于45%~65%的叶酸是甲基叶酸形式[18]，所以许多人需要额外补充来控制体内同型半胱氨酸水平。

维持同型半胱氨酸水平在5~7 μmol/L的健康范围内所需补充的叶酸量因人而异。最好的办法是监测自己的同型半胱氨酸水平，并随之调整服用的叶酸剂量，直到同型半胱氨酸水平达到健康范围。如果不想定期做血检，那就确保摄入足够的叶酸（每天至少400微克甲基叶酸）和其他甲基化B族维生素。

接下来是维生素B_{12}，我们需要它来分解同型半胱氨酸。在市场上会找到多种形式的B_{12}，包括甲基（Methyl-）、腺苷基（Adenosyl-）、羟基（Hydroxy-）和氰基（Cyano-）B_{12}，但它们在消化和吸收的过程中都会被分解成B_{12}的核心分子[19]。

尽管如此，一些研究表明，甲基和羟基B_{12}的保留率高于氰基B_{12}，主要是由于后者排出率较高。[20, 21]此外，可能存在尚未识别的B_{12}受体和转运体多态性，影响个体对特定形式B_{12}补充剂的反应。因此，补充甲基、腺苷基或羟基形式的B_{12}是有意义的，这些形式是人们从饮食中可以自然获得的，而不是氰基。

建议补充量：目标是摄入足够的B族维生素。

- B_1：1.2毫克
- B_2：1.3毫克
- B_3：16毫克
- B_5：5毫克
- B_6：1.3毫克
- 生物素：30微克
- 叶酸：400微克
- B_{12}：2.4微克

要特别注意补充剂中叶酸（甲基叶酸）、B_6（吡哆醛-5-磷酸）和 B_{12}（甲基、腺苷基或羟基 B_{12}）的形式。

常见功效：确保线粒体内营养素充足，以产生最佳能量并维持健康的同型半胱氨酸水平。

3. NTFactor磷脂复合物（NTFactor Phospholipid Complex）

线粒体从产能模式转换到防御模式的主要决定因素之一是线粒体膜的完整性。线粒体膜受损会发出危险信号，需要将资源从生产转向防御。

脂质替代疗法（Lipid Replacement Therapy）就是基于此：你可以服用含有细胞膜磷脂的补充剂来修复那些不断累积下来的受损线粒体膜[22]。完成这一"壮举"需要一种在消化过程中能够存活并在全身运输过程中能够避免氧化的化合物。

NTFactor是一种磷脂复合物，它提供初级细胞膜磷脂以及抗氧化剂和低聚果糖，来保护磷脂免受酶促降解和氧化的影响[23]。这种磷脂复合物可以相对完整地被吸收并易于在体内运输。

其结果是提供生物活性磷脂，自然替代受损的线粒体膜成分，使得功能障碍的线粒体再生。

一项针对轻度至中度疲劳的老年人的研究发现，每天服用2～3克NTFactor持续12周后，线粒体功能改善了24%，恢复到与29岁健康人群相似的水平[24]。同时伴随着这种线粒体功能的改善，自我评估的疲劳水平降低了33%。此外，大量研究表明，补充1.5~3克NTFactor可以使患有慢性疲劳综合征或与疲劳相关的疾病的患者（如普遍老化、肥胖、莱姆病和海湾战争综合征）的疲劳感减轻24%~43%[25]。

建议补充量：每天服用1~4克NTFactor。

常见功效：修复线粒体膜并增强能量产生。

4. 乙酰左旋肉碱（Acetyl-L-Carnitine）

线粒体不能无中生有地制造能量，身体使用复杂的运输系统将原料运送到线粒体内部以供其制造能量。其中一个运输系统被称为肉碱穿梭系统（Carnitine shuttle system），它对于将脂肪酸带入线粒体至关重要。

如果没有足够的肉碱，就不会燃烧脂肪，线粒体将很难制造能量。即使线粒体的其他方面都处于最佳功能状态，缺乏肉碱也会导致它们表现得好像受损和功能失调一样。

虽然完全缺乏肉碱会导致肝脏和脑损伤、虚弱和嗜睡等严重后果[26]，但即使是轻度的亚临床缺乏也会引起问题。一项包含25项研究的系统综述调查了线粒体功能和疲劳之间的关系，报告称，与疲劳状态相关的最常见的生物标志物之一就是肉碱缺乏[27]。

乙酰左旋肉碱（ALCAR）是肉碱的一种特殊形式，它实现两个转化：① 提供线粒体所需肉碱来产生能量，② 提供一个乙酰基，使得线粒体可以保持年轻和健康。

为了说明这些好处，一项对长期疲劳的老年人的研究发现，每天服用4克ALCAR超过6个月，对他们的健康有深远益处，包括认知功能增加15%，身体功能提升24%，精神疲劳、身体疲劳和整体疲劳严重程度减少近50%[28]。

通过增加脑内线粒体乙酰化水平和肉碱水平，ALCAR补充剂可以：

- 改善脑细胞内的线粒体功能[29, 30]
- 增加乙酰胆碱信号传导并提高学习能力[31, 32]
- 增加大脑能量可用性[33]
- 防止β-淀粉样蛋白神经毒性（β-amyloid neurotoxicity），减少氧化应激[34, 35]

因此，ALCAR可以成为对抗因衰老引发的神经变性和认知功能下降的有力盟友[36]。如一项对21个随机、双盲、安慰剂对照试验进行的荟萃分析报告显示，每天服用1.5～3克ALCAR，可以显著改善轻度认知障碍或早期阿尔茨海默病老年人的认知功能（通过各种方法评估）[37]。

它也可以是对抗抑郁等情绪障碍的强大盟友。一项对12个随机对照试验的荟萃分析表明，ALCAR可以显著减轻抑郁症状，其疗效与抗抑郁药类似，但副作用更少[38]。

建议补充量：每天1.5～4克，分2或3次服用。

常见功效：优化线粒体能量生成，提高能量水平，保护其免受神经变性和抑郁症的影响。

5. 水肌酸（Creatine Monohydrate）

由于细胞如此需要磷酸肌酸，所以让它获得更充足的磷酸肌酸就显得尤为重要。身体通过将肌酸（Creatine）转为磷酸肌酸来储存以增加体内含量，后者也是肌酸在人体内的主要储存方式。肌酸一部分来自体内自主合成，一部分来自外部摄入，自主合成部分含量较低。

通过补充剂来补充肌酸的根本目的是向身体注入磷酸肌酸，以此增加人们即时可用的能量储备。这就可以解释为什么有大量实验研究肌酸作为能量性补充剂来增强运动表现，而且研究清楚地表明，它可以增加年轻人和老年人的肌肉力量、输出功率和去脂体重[39, 40, 41, 42, 43]。

它的益处远远不止改善肌肉功能，肌酸还可以保护肌纤维免受高度氧化应激的影响，并保持其生长和分化的能力[44, 45]。其中最重要的方式之一是通过增加线粒体的生物合成、结构完整性和功能来实现这一点[46]。

最重要的是，较高水平的肌酸使线粒体对能量产生的信号更加敏感，这意味着它们在面对信号时能够更有效地增加能量生成[47]。换句话说，肌酸刺激线粒体呼吸。

肌肉收缩并不是唯一依赖磷酸肌酸的细胞功能。神经元也需要它来支持高强度和波动的通信交流，而肌酸代谢障碍则与神经退行性变性疾病相关[48]。多项研究显示，补充肌酸可以使脑部肌酸储备提升5%～15%，具体取决于补充前的浓度和补充者的体型[49, 50, 51]。

通过增加即时能量的供给，发挥抗氧化作用，防止线粒体功能障碍，肌酸成为支持最佳的大脑健康和身体能量水平的有力协同方。目前在市面上最为普遍的肌酸补充剂型是水肌酸，补充效果也较其他剂型更好。

建议补充量：每天服用3～5克。

常见功效：提高力量、身体功能，增强线粒体能量生成。

6. 牛磺酸（Taurine）

牛磺酸是一种氨基酸，在人体内无所不在，它对心血管、肌肉、神经和眼部系统的发育和功能至关重要[53]。因其作为氨基酸功能强大，所以牛磺酸缺乏会与多种慢性疾病状态有关[54, 55]。

牛磺酸能在这些疾病中发挥作用的原因有很多。它参与调节体内水平衡、细胞信号传导、制造胆汁和排出毒物，最重要的是，它参与线粒体能量生成。

需要巨大能量和大量线粒体支持的身体组织里，牛磺酸含量极高，如视网膜、神经、肾脏、心脏和骨骼肌[56]。这是因为牛磺酸对线粒体功能不可或缺。

如果线粒体没有足够的牛磺酸，能量生成就会减少，氧化应激也就会随之增加[57]。就这点而言，多项临床试验表明，代谢功能障碍的人每天补充3克牛磺酸可有效降低氧化应激和炎症的生物标志物水平[58, 59, 60]。此外，一项对10个研究的荟萃分析报告显示，每天补充1～6克牛磺酸可以提高运动强度的表现，尤其表现在能量输出及精疲力竭前的可持续时长上[61]。

建议补充量：每天服用1～6克。

常见功效：支持线粒体功能并提高体能。

7. 虾青素（Astaxanthin）

虾青素是由微藻类雨生红球藻（Haematococcus Pluvialis）产生的类胡萝卜素，用于保护其细胞免受氧化应激。当然，你可能在许多以虾为食的生物身上都见过虾青素，磷虾、虾、蟹和三文鱼都是虾青素的丰富来源，虾青素使它们的肉和壳呈橘红色。

虽然吃虾青素不会让人的皮肤变红，但它会带来一些意想不到的强效抗氧化益处，改善线粒体健康，提高能量水平，以及其他诸多益处。

虾青素是一种非常有效的抗氧化剂。其他类型的抗氧化分子通常在膜内或膜外起作用，而虾青素的化学结构允许它在两者上都起作用，从而帮助稳定线粒体膜，保护它们免受氧化损伤[63, 64, 65]。

最终，虾青素的极性和抗氧化特性使其具有预防线粒体功能障碍和帮助逆转与衰老相关的线粒体功能障碍的强大能力[66,67]，因此有些研究人员将其称为"线粒体靶向抗氧化剂"[68]。

例如，只要连续3周每天补充5毫克虾青素，就能降低体脂过高人群的氧化应激水平，提高抗氧化能力，达到正常体重人群的水平[69]。有疲劳症状的老年人连续补充12毫克虾青素4个月后，与安慰剂组相比，最大力量增加14%，肌肉尺寸增加3%，力量生成增加12%[70]。

研究人员在年轻人身上也观察到了类似的益处。他们发现，以爱好运动的大学生为对象，每天补充4毫克虾青素，其肌肉耐力比安慰剂组提高了3倍[71]。其他研究发现，虾青素有助于防止精英足球运动员因长期耐力运动而出现的抗氧化防御能力下降，并有助于促进非专业运动员的耐力运动恢复[72,73]。

建议补充量：每天服用4~12毫克。

常见功效：减少氧化应激，改善线粒体的完整性，提高能量水平，提高运动表现。

更多的线粒体和能量增强补充剂

α-硫辛酸（Alpha-Lipoic Acid）

α-硫辛酸（ALA）是一种线粒体分子，参与能量代谢和抗氧化系统运作。它不仅对线粒体制造细胞能量必不可少，而且作为一种抗氧化剂，它可以帮助其他抗氧化剂满血复活，并刺激抗氧化酶如谷胱甘肽的生成[74]。

此外，科研界有大量关于ALA在帮助线粒体"返老还童"方面的功效的研究，研究显示ALA有助于逆转衰老线粒体能量生成下滑的状况[75]，特别是在大脑内[76, 77]。更多的研究证明，ALA有益于与神经退行性变性疾病和衰老相关的认知功能下降[78, 79]。ALA在摄入后1小时内就会在不同的大脑区域累积[80, 81]，并且已经被证明它可以防止神经元细胞凋亡[82]。阿尔茨海默病患者每天补充600毫克ALA和鱼油，与单独使用鱼油或安慰剂组相比，预防认知功能下降的时间可长达1年[83]。

补充ALA对线粒体的益处似乎也延伸到代谢健康方面[84,85]。多项研究表明，每天补充800～2000毫克ALA数月后，有助于减轻体重和减少腰围，不分性别[86, 87, 88]。

建议补充量：每天600～1800毫克，分2或3次服用（如果使用R-ALA，即右旋硫辛酸，则建议补充量为100～600毫克）。

常见功效：防止线粒体功能障碍、氧化应激、神经毒性和体重增加。

丁酸盐（Butyrate）

丁酸盐是一种短链脂肪酸，对人的健康很重要，尤其是对肠道和大脑健康。虽然丁酸盐主要来源于肠道微生物对益生元的发酵，但并非摄入大量的益生元就可以生成足量的丁酸盐，具体要看个人情况和身体敏感性。因此，补充丁酸盐具有很高的治疗价值。

三丁酸（Tributyrin）是丁酸盐的补充剂形式。研究表明，补充三丁酸能有效提高血清丁酸盐水平[89, 90]，因而使其成为获得丁酸盐所提供的诸多系统效应的潜在候选者。

动物研究表明，三丁酸可以保护肝脏免受内毒素和酒精损伤[91, 92]，减轻与肥胖相关的炎症和胰岛素抵抗[93]，增强线粒体功能[94]，促进肌肉生长[95]。就大脑而言，三丁酸已被证明可以增强非快速眼动睡眠[96]，并能够保护大脑免受神经变性和神经炎症的影响[97]。

丁酸盐对线粒体功能至关重要的原因是，它不需任何特定的方法来产生能量——它只需要进入线粒体，就可以轻松地转化为细胞能量，当这些线粒体功能失调而难以产生能量时，它就是救星。

建议补充量：每天服用500～3000毫克（理想情况下使用三丁酸）。

常见功效：提高线粒体的能量生成，预防心血管代谢疾病。

辅酶Q10（CoenzymeQ10）

辅酶Q10是线粒体电子传递链的重要组成部分，通过传递链线粒体产生能量。辅酶Q10具有双重作用：作为链内的抗氧化剂，和作为能量传递分子。因此，辅酶Q10的不足不仅会导致能量生成停滞，而且还会导致氧化损伤增加。患有慢性疲劳的人常表现出全身性的辅酶Q10水平不足[98]，在疲劳是常见症状的患者身上情况也是如此，如纤维肌痛患者[99, 100, 101]、心脏病发作或心力衰竭的幸存者[102, 103]，还有多发性硬化症患者[104, 105]。

辅酶Q10可以促进血液流动，保护血管，减轻氧化应激，增强疲劳患者的活力，尤其是那些有上述病症的患者。仅补充150～300毫克辅酶Q10持续几个月即可减轻疲劳，提升自主神经系统活性和线粒体能量生成的生化参数[106, 107, 108, 109]。

即使是健康成年人，补充辅酶Q10也可以改善全身疲劳并减轻氧化应激[110, 111]。

建议补充量：每天服用150～300毫克。

常见功效：促进线粒体能量的生成，减少氧化应激，减少疲劳。

姜黄素（Curcumin）

姜黄素是姜黄中的黄色色素和主要生物活性物质，具有强大的抗炎和抗氧化特性，可保护和稳定线粒体膜，并帮助身体制造更多的线粒体（线粒体生物合成）[112, 113]。

这些效应促使人们对姜黄素对人体健康的益处进行了大量研究，有证据表明，补充姜黄素有助于减缓衰老引起的认知功能下降，改善心血管健康，降低患糖尿病的风险，并缓解其他与炎症相关的疾病，包括慢性疲劳[114, 115, 116]。

一篇包含11个研究的系统综述显示，运动员和有运动习惯的成年人补充姜黄素可减轻炎症和氧化应激，减轻疼痛和肌肉损伤，并促进恢复和提高肌肉性能[117]。这些研究使用了180毫克Theracurmin、500毫克Meriva、400毫克Longvida*和6克普通姜黄素佐以胡椒碱（Piperine）。

值得注意的是，与姜黄中的纯姜黄素相比，市场上的很多形式的姜黄素的生物利用率更高。人体研究显示，这些不同形式的姜黄素的生物利用率分别为：NovaSol（185倍）、CurcuWIN（136倍）、Longvida（100倍）、Cavacurmin（85倍）、Meriva（48倍）、BCM-95（27倍）、Theracurmin（16倍）、CurQfen（16倍）、MicroActive Curcumin（微活性姜黄素，10倍）和Micronized Curcumin（微粒化姜黄素，9倍）[118]。

建议补充量：每天服用400～1000毫克增强型姜黄素，如NovaSol、Longvida、CurcuWIN或Meriva。

常见功效：减轻炎症，提升线粒体功能。

D-核糖（D-Ribose）

D-核糖是一种天然存在的糖分子，是ATP、DNA和RNA的必要组成部分，有助于细胞能量生成[119]。

有证据表明，D-核糖可以帮助提高能量水平、增强身体功能，特别是对能量水平较低的人，例如患有心脏病或中风的[120, 121, 122]，或者经常进行高强度运动的人[123, 124]。

对于有慢性疲劳的成年人，每天补充5克D-核糖3次（共15克）可以使能量水平提高45%，睡眠质量提高25%，思维清晰度提高16%，疼痛减轻14%，整体健康状况提高30%[125]。另一项研究显示，每天服用10克D-核糖得到了类似结果，停止补充1周后，所有的益处都消失了[126]。

建议补充量：每天10～15克，随餐分2或3次服用。请注意，这是一种独特的"糖"分子，可能会导致一些人低血糖，所以要先从2～3克开始，逐渐增加到临床剂量。

常见功效：通过支持线粒体的能量生成，来提升能量水平和身体功能。

福斯柯林（Forskolin）

福斯柯林是历史上用于阿育吠陀（Ayurvedic）医学的一种草本植物毛喉鞘蕊花（Coleus Forskohlii）的主要生物活性物质。它通过增加环磷酸腺苷（cAMP）水平来发挥作用[127]，cAMP通过调节线粒体动力学（如生物合成和能量生成）来维持线粒体健康[128]。

在补充剂临床试验中，这一效应最终转化为减少疲劳和改善体脂状况。例如，超重女性每天服用50毫克福斯柯林能够防止像安慰剂组那样的脂肪量增加，同时减少疲劳感[129]；超重男性每天服用50毫克福斯柯林持续12周，平均体脂率从35%下降到31%——大约减掉了4.5千克的脂肪[130]。一项针对超重男性和女性的研究发现，与安慰剂组相比，试验组每天服用50毫克福斯柯林加上12周的减重饮食，不仅腰围减少了5厘米，而且显著降低了空腹胰岛素水平和胰岛素抵抗[131]。

建议补充量：每天服用50毫克。

常见功效：通过支持线粒体的能量生成，来提高能量水平和身体功能。

绿茶EGCG

绿茶儿茶素包括4种植物化学分子，其中最有效的是表没食子儿茶素没食子酸酯（EGCG）。研究表明，它几乎对身体的每个器官系统都有益处，只需通过简单的喝茶即可轻松获得[132, 133, 134]。

EGCG具有神经保护作用[135, 136]、心血管保护作用[137, 138]、抵御肥胖作用[139, 140, 141]、抗癌作用[142, 143]、抗糖尿病作用[144]，这些作用主要归因于EGCG能够刺激线粒体生物合成、增强能量产生、保护线粒体免受氧化应激损伤[145, 146]。

研究发现，在12周内，每日补充280毫克EGCG和80毫克白藜芦醇（在葡萄皮中发现的一种植物化学物质），结果与安慰剂组相比，脂肪作为能量来源的使用和线粒体功能（氧化代谢）显著增加[147]。此外，多项临床试验的荟萃分析得出结论，100~500毫克EGCG可降低体脂[148, 149, 150, 151]，尤其是腹部脂肪[152]。

一杯（250毫升）冲泡绿茶通常含有50~100毫克EGCG，每杯的EGCG含量略有差异，这取决于许多因素（茶叶品种、浸泡时长、氧化时间等）。我个人更喜欢抹茶粉或EGCG补充剂。

建议补充量：每天服用100~500毫克。

常见功效：减少氧化应激，改善线粒体功能，防止心血管代谢疾病。

绞股蓝（Gynostemma）

绞股蓝是一种原产于韩国、中国和日本的藤本植物，作为传统药材和茶被广泛使用。它是一种强效激活剂，参与线粒体健康和生物合成的许多信号通路，包括AMP活化蛋白激酶（AMPK）和去乙酰化酶1（Sirtuin 1）[153, 154]。

多项研究表明其对代谢和心理健康有益。在一项为期8周的研究中，长期处于压力状态的成年人每天补充400毫克绞股蓝提取物，与安慰剂组相比，焦虑程度减少了2倍——减少了17%[155]。

在一项为期12周的研究中，超重和肥胖的成年人每天补充450毫克绞股蓝，与安慰剂组相比，腹部脂肪减少了6%，其中一半来自更有害的内脏脂肪[156]。所有这些都发生在没有任何明显的食物摄入变化的情况下。

在另一项研究中，成年糖尿病患者每天饮用6克绞股蓝叶制成的茶，持续12周，结果与安慰剂组相比，空腹血糖降低了24%，胰岛素抵抗降低了50%[157]。

建议补充量：每天服用400～500毫克绞股蓝提取物。

常见功效：增加线粒体生物合成，促进脂肪减少，改善心理健康。

N-乙酰半胱氨酸（N-Acetylcysteine）

N-乙酰半胱氨酸（NAC）是一种人体从氨基酸半胱氨酸中自然生成的分子，它是人体主要抗氧化剂谷胱甘肽（Glutathione）的前体之一。补充NAC是增加体内谷胱甘肽浓度的有效方法，通常是谷胱甘肽缺乏时的首选补充[158, 159]。

谷胱甘肽的耗竭最终会导致乙酰氨基酚诱导的肝衰竭，而NAC是医学专业人员用以预防这一情况发生的首选物质。NAC的作用是补充肝脏中耗竭的谷胱甘肽储备，从而逆转自由基的积聚，并维持肝脏内线粒体的能量生成[160]。

谷胱甘肽本身在人体内有许多重要功能，以至于其在细胞内的浓度与葡萄糖、钾和胆固醇相当——这其中一些是人体内浓度最高的。谷胱甘肽不仅是一种强效抗氧化剂，而且是循环利用其他抗氧化剂、解毒和排出毒素以及维持线粒体功能所必需的分子[161]。

因为它有助于维持谷胱甘肽的最佳浓度，NAC已被证明可以通过降低线粒体氧化损伤，并在面对线粒体基因突变引起的功能障碍或是直接损害线粒体的毒性条件时保护细胞生命[162, 163, 164, 165]。事实上，通过充当抗氧化剂前体而非抗氧化剂本身，NAC比其他抗氧化剂更能支持线粒体兴奋作用（Mitohormesis，一种使线粒体适应压力并变得更强大的过程）[166]。一项对28个临床试验进行的荟萃分析发现，每天补充600~2000毫克NAC，可以显著降低氧化应激和炎症的生物标志物水平[167]。

最后，谷胱甘肽对白血细胞增殖和整体免疫功能至关重要[168, 169]。慢性疲劳的一个潜在促发因素就是慢性炎症导致免疫系统过度活跃，从肌肉组织中"窃取"NAC，从而限制这些组织的能量生成[170]。

建议补充量：每天600~2000毫克，分2或3次服用。

常见功效：维护体内抗氧化状态和免疫功能，减少氧化应激，改善线粒体功能。

烟酸衍生物（Niacin Derivatives）

在线粒体呼吸中，一种叫作NAD+的分子对能量生成至关重要。没有它，你就不能将碳水化合物或脂肪转化为细胞能量。慢性疲劳患者的这种分子水平较健康无疲劳的成年人低[171]。因此，增加NAD+可能是恢复线粒体功能和提高能量水平的有效途径。

由于NAD+是由必需的维生素烟酸制造而成的，因此越来越多的人对于补充烟酸及其衍生物烟酰胺核糖（Nicotinamide Riboside）以提高NAD+水平和改善线粒体功能感兴趣。

尽管这些分子受到了大量关注，但在人类身上的研究并没有显示出其益处。健康成年人[172]、老年人[173, 174]和肥胖成年人[175, 176, 177, 178]每天服用500～2000毫克烟酰胺核糖，对肌肉组织中的NAD+浓度或线粒体功能的几个参数（包括能量生成）均无明显影响。诸多健康参数也未受影响，包括能量消耗、身体成分、血糖控制、胰岛素敏感性、运动表现和血脂。

考虑到目前的文献状况以及这些化合物的昂贵价格，我认为没有必要就此提出建议。

亚洲人参（Panax Ginseng）

人参用于缓解身心疲劳，在中国、朝鲜和日本被用作药物已经有几千年的历史。虽然市场上有几种人参，但只有亚洲人参被认为是"真正的"人参。

从根本上来讲，人参可以保护线粒体免受氧化损伤，并在氧化应激的状态下提高能量生成[179, 180]。因此，一项对5个慢性疲劳患者研究的系统综述和荟萃分析发现，每天补充200～2000毫克人参对减轻疲劳严重程度有显著益处[181]。

一项研究报告称，与安慰剂组相比，服用人参仅1个月就能使疲劳程度减轻20%[182]，而另一项研究报告显示，与安慰剂组相比，服用人参1个月也能使疲劳程度减轻20%，同时还能增加体内抗氧化剂（如谷胱甘肽）的水平，并降低氧化应激的生物标志物水平[183]。

建议补充量：每天200~2000毫克，分2或3次服用。

常见功效：防止氧化应激，减轻疲劳严重程度。

吡咯喹啉醌（PQQ）

PQQ是一种强效的线粒体生物合成和抗氧化防御途径的刺激剂。

每日补充20毫克PQQ可以使睡眠不佳和精力不足的成年人的疲劳感减轻20%，同时活力增加20%[187]。研究还显示，情绪、睡眠质量和总体生活质量均得到了提升。在另一项对健康成年人的研究中，仅补充20~30毫克PQQ持续3天，就可减轻体内炎症并改善线粒体呼吸标志物水平[188]。

建议补充量：每天服用10~30毫克。

常见功效：促进线粒体生物合成和能量产生，减轻疲劳，增加活力，改善睡眠质量。

槲皮素（Quercetin）

槲皮素是一种众所周知的生物类黄酮，存在于许多水果和蔬菜，尤其是苹果和洋葱中。它是一种强效抗氧化和抗炎分子，影响一系列线粒体过程，包括线粒体生物合成、线粒体能量生成以及保护线粒体免受氧化应激侵扰[189, 190]。

对临床试验进行的多项荟萃分析显示，每日服用500～1000毫克槲皮素，可提高耐力运动表现和最大耗氧量[191, 192]，对于代谢功能障碍患者，它可以降低炎症标志物水平[193, 194]，改善血脂[195, 196, 197]，降低血压[198, 199]。

重要的是，大多数研究使用的都是常规的非增强型槲皮素。有一种槲皮素磷脂复合物具有十分优越的生物利用率，补充后血液中的槲皮素水平可增加20倍[200]。

建议补充量：每天服用500～1000毫克，理想形式是槲皮素磷脂复合物，与非增强型相比，它可大大提高其生物利用率。

常规功效：改善线粒体功能和代谢健康。

睡眠支持与放松

以下补充剂可以帮助你更快入睡，保持良好的睡眠状态，醒来时感觉神清气爽，充满活力。大多数补充剂可以增加GABA信号传导并具有镇静作用，从而帮助缓解焦虑，促进放松，并使从清醒到睡眠的过渡过程平稳。

这些补充剂的最大受益者是那些正在与昼夜节律失调、失眠、慢性疲劳、慢性压力，或焦虑障碍做斗争的人。所有补充剂都应在睡前30～60分钟服用。

南非醉茄（Ashwagandha）

南非醉茄是一种茄属植物，在阿育吠陀医学中因其有增强身体和精神的效用而备受推崇[201]。今天也由于类似的原因，它被认为是一种适应原植物，能够增加一个人对压力的适应能力，帮助减少焦虑[202, 203]。

这些效应主要是由于其成分的醉茄内酯结构（Withanolide structure），它们对大脑具有多种重要的神经保护作用，如清除自由基、减轻神经炎症和促进神经递质信号传导[204]。它们还与GABA受体结合并激活GABA[205]。

多项研究表明，每日补充600~1000毫克南非醉茄提取物KSM-66可以减轻压力和焦虑。在微压力的健康成年人身上，压力减轻幅度为15%~20%[206, 207]；在有慢性精神压力问题的成年人身上，减轻幅度为40%~70%[208]；对于患有焦虑症的成年人，减轻幅度为50%[209]。这些减轻压力和焦虑的益处也最终转化为睡眠质量提升[210, 211, 212]。

虽然KSM-66是研究得最多的，但它不是最有效的。常规干燥的南非醉茄中醉茄内酯浓度小于1%，而KSM-66提取物中至少含有5%的醉茄内酯，但Shoden提取物*中醉茄内酯浓度高达35%。

* 译者注：Shoden 为注册专利的南非醉茄萃取粉末。

建议补充量：每天600毫克KSM-66，睡前30~60分钟服用。

常见功效：提高抗压能力，提高睡眠质量，减轻焦虑。

大麻二酚油（CBD Oil）

大麻二酚（Cannabidiol，CBD）是大麻植物（Marijuana和Hemp）的非作用于精神的成分。目前科学界正对其进行广泛研究，将其作为焦虑、抑郁、成瘾、癫痫、神经变性、慢性疼痛和炎症性疾病的治疗方法[214, 215]。虽然关于CBD和睡眠的研究仍处于初级阶段，但结果看起来似乎很有希望[216]。

CBD可以抑制大脑的觉醒系统，促进催眠状态，因此与睡眠–觉醒周期密切相关[217, 218]。研究发现，成年人在患有睡眠障碍的情况下，每晚服用75毫克CBD油可获得睡眠益处[219]，儿童的这一剂量为25毫克[220]。另一项涉及72名焦虑和睡眠质量糟糕的成年人的研究发现，每晚服用25～175毫克CBD油，焦虑可以减轻31%～38%，3个月后睡眠质量提高15%～28%[221]。

根据我们的观察，那些似乎对其他助眠药物如褪黑素有抗性的人，睡前服用CBD油常可以获得不错的效果。但将CBD用于增强睡眠的研究均使用了高剂量，费用可能相当昂贵，很多人负担不起。如果你负担不起，也不要绝望，你可以尝试其他补充剂。

建议补充量：每天25～100毫克，睡前30～60分钟服用。

常见功效：提高睡眠质量，减轻焦虑。

洋甘菊（Chamomile）

洋甘菊是一种像雏菊的花，常用来泡茶，和用于治疗各种疾病，特别是那些以炎症和氧化应激为特征的疾病[222]。它也被用作一种轻度镇静剂，以镇静神经，减少焦虑。

你可能在帮助睡眠的茶和补充剂的广告中看到过它，宣传它可以助眠，这是事实。一项包含6个研究的荟萃分析发现，睡前服用400~2000毫克洋甘菊能显著改善睡眠质量[223]。

对于那些正在与焦虑做斗争的人来说，洋甘菊可能还有额外的益处。一些研究显示，补充1100~1500毫克洋甘菊可以减少焦虑，并改善其他一些心理健康的状况[224, 225, 226]。

建议补充量：每天1100~1500毫克，睡前30~60分钟服用。

常见功效：提高睡眠质量，减轻焦虑。

香蜂草（Lemon Balm）

香蜂草是一种原产于地中海盆地和中亚的植物，传统用于治疗精神障碍和中枢神经系统不适[227]，今天常用于促进镇静和放松。

多项研究表明，服用300~1600毫克香蜂草可以促进镇静[228, 229]，尤其是在应对压力时[230, 231]。这些益处也适用于与焦虑缠斗的人，研究证明每天补充600毫克香蜂草可减少各种焦虑症状[232]。

失眠是最令人焦头烂额的症状之一。值得注意的是，补充香蜂草后失眠症状平均减少了42%，其中85%的失眠患者获益。其他研究也发现，当香蜂草和缬草根（Valerian root）混合使用时，对睡眠有类似的益处 [233, 234]。

建议补充量：每天300～1600毫克，睡前30～60分钟服用。

常见功效：提高睡眠质量，减轻焦虑。

褪黑素（Melatonin）

要想睡个好觉，褪黑素是最有效的补充剂。正如前面谈到的，褪黑素是大脑在晚上自然而然分泌的，帮助人们从清醒状态过渡到睡眠状态。

多个荟萃分析报告显示，补充1～12毫克褪黑素可以改善成年人和患有各种健康问题的儿童的睡眠质量，包括：

- 原发性睡眠障碍，如失眠 [235, 236]
- 其他疾病引起的继发性睡眠障碍 [237]
- 神经退行性变性疾病，如阿尔茨海默病 [238, 239]
- 自闭症和注意力缺陷多动障碍等神经发育疾病 [240, 241]

此外，这个剂量范围的褪黑素还被证明可以降低空腹血糖 [242]、血压 [243]、全身性炎症 [244] 和氧化应激水平 [245, 246]，这表示补充褪黑素除了改善睡眠质量外，还有多种健康益处，包括增强能量和减轻慢性疲劳综合征的影响 [247]。

尽管如此，还是有一些关于褪黑素摄入过多会干扰睡眠的报道。我们发现，有一部分人（可能高达20%）对即使是小剂量的褪黑素都极其敏感，超过1毫克就会妨碍睡眠。

虽然尚未在临床上进行充分研究，但个体差异会导致褪黑素受体分布和密度产生差异[248, 249]。

幸运的是，解决办法相当简单：从低剂量的褪黑素开始，慢慢地增加到更高的剂量，直到你找到你的个人极限。如果你醒来时感觉昏昏沉沉，或者有两三个晚上都睡眠困难（不是一次性的），你就会知道什么时候你超过了阈值。只要300微克褪黑素就可以模拟良好的睡眠卫生习惯所获得的效果[250]，所以这是一个很好的起始剂量。

最后一点，补充褪黑素并不会干扰你自己褪黑素的自然生成，在500微克[251]、2毫克[252]、5毫克[253]或50毫克[254]的剂量下也不会。然而，如果经常使用褪黑素来改善睡眠，然后停止使用，许多人反馈，这样做，在恢复正常之前有几个晚上的睡眠质量会下降。

建议补充量：每天300微克到10毫克，睡前30~60分钟服用。

常见功效：提高睡眠质量，加快入睡时间，提高整夜睡眠的能力，改善心脏代谢健康。

西番莲（Passionflower）

数千年来，美国原住民一直使用西番莲作为镇静剂和治疗焦虑的药物[255]。它主要通过激活大脑中负责放松的GABA受体发挥作用[256]。

无论作为一个药丸、酊剂，或茶饮，西番莲都被证明可以改善睡眠质量[257, 258]，特别是深度的、恢复性的慢波睡眠时间[259]，而且没有任何常见的睡眠和抗焦虑药物的副作用[260]。

这些睡眠益处可能是由焦虑减轻而引发的。多项研究表明，每天补充360～700毫克西番莲，在服用后的30～90分钟内即可减轻焦虑[261, 262, 263]。至少有一项研究表明，西番莲的抗焦虑效果与苯二氮䓬类药物一样，2周后焦虑感减少50%，4周后减少近75%[264]。

建议补充量：每天360～700毫克，睡前30～60分钟服用。

常见功效：提高睡眠质量，减轻焦虑。

茶氨酸（Theanine）

茶氨酸是在茶中发现的一种天然氨基酸，可以改变大脑中的神经递质信号。摄入后，它穿过血脑屏障，干扰兴奋性谷氨酸信号，刺激多巴胺释放，促进抑制性神经传递，从而帮助创造一种放松的状态[265, 266]。

事实上，脑电图（EEG）研究已经表明，茶氨酸会将脑波转向 α 振荡模式，让大脑处于放松状态，特别是对那些基线焦虑水平高的患者[267, 268, 269, 270, 271]。因此，数项研究显示，补充茶氨酸可以放松、镇静、改善紧张和焦虑感，这在服用200～600毫克后的数小时后就能感受到[272, 273]。还有证据表明，茶氨酸可以通过其抗焦虑和镇静作用改善睡眠质量[274, 275]，并帮助抵消咖啡因带来的刺激作用[276, 277]。

建议补充量：每天200～600毫克，睡前30～60分钟服用。

常见功效：增强放松和平静的感觉，减轻焦虑，提高睡眠质量。

缬草根（Valerian Root）

缬草根是市场上研究最充分，也是最常见的睡眠辅助补充剂之一，仅次于褪黑素。缬草根作为镇静剂的使用可以追溯到公元1世纪，中世纪它被用于治疗神经紊乱和失眠。

最近，一个包含60项研究的系统综述和一个包含18项研究的荟萃分析报告显示，补充450～1400毫克缬草根对改善睡眠质量和减轻焦虑均有效，前提是使用完整的缬草根[278]。这些益处在健康的成年人、失眠患者以及睡眠经常受损的人身上都可以观察到。

建议补充量：每天450～1400毫克，睡前30～60分钟服用。

常见功效：提高睡眠质量，减轻焦虑。

肠道修复

虽然没有什么可以取代第四章中讨论的饮食方案，但当谈到修复肠道和改善肠道健康时，有些补充剂确实可以为肠道屏障提供额外的支持，从而帮助加强肠道的完整性。

初乳（Colostrum）

初乳是母亲在分娩后第一次分泌的乳汁。它富含多种免疫球蛋白（抗体）、生长因子、益生元和特定蛋白质，被认为可以促进婴儿的快速生长和发育，同时提高他们的免疫力[279]。

这些特点使研发人员对使用初乳来提升肠道健康产生了兴趣。初乳中的益生元有助于促进健康微生物群的发展，而其生物活性分子则可以支持肠道的完整性[280]。例如，一项包含5个随机对照试验的荟萃分析表明，初乳补充剂可将感染性腹泻的发生率降低70%[281]。

研究也表明，健康的运动员，连续2周每天补充10～20克初乳，与安慰剂组相比，运动诱导的肠道通透性（Intestinal Permeability）增加（由于热应激）减少70%～80%[282, 283]，肠道损伤标志物水平减少33%[284]。即使是500毫克初乳也被证明可以使肠道通透性增加的运动员恢复正常[285]。

建议补充量：每天服用10～20克。

常见功效：增强肠道屏障的完整性，改善肠漏。

谷氨酰胺（Glutamine）

谷氨酰胺是人体内含量最丰富的氨基酸，也是许多需要快速分裂和增殖的细胞（如免疫系统和肠道细胞）所青睐的能量来源。特别是，谷氨酰胺被认为可通过减少炎症和氧化应激、增加蛋白质合成和增强线粒体功能来增强肠道屏障的完整性[286, 287]。

谷氨酰胺缺乏的副作用之一是肠道通透性增加[288]，而在缺乏谷氨酰胺的情况下，补充谷氨酰胺可以恢复肠道屏障功能[289]。鉴于这些肠道益处在谷氨酰胺输注过程中不可见，所以很可能你的肠道细胞吸收并利用了你从饮食中获得的大部分谷氨酰胺[290]。

为了在更真实的背景下阐明这些观点，多项研究以因运动诱发的热应激而不得不应对肠漏的运动员为研究对象，最终证明补充谷氨酰胺有益。其中一项这样的研究显示，运动前2小时服用45克谷氨酰胺，可使通常增加的肠道通透性减半，并使血液内毒素水平降低18%[291]。

45克是一个很大的剂量，大约相当于3大匙纯谷氨酰胺。幸运的是，一项测试低剂量的后续研究发现，仅使用该剂量的三分之一，即大约1大匙谷氨酰胺，就能带来类似的益处[292]。但这些益处似乎不会发生在其他氨基酸上，如支链氨基酸[293]。

建议补充量：每天至少服用15克（1大匙）。

常见功效：改善肠道屏障完整性，降低肠道通透性。

部分水解瓜尔胶（Partially Hydrolyzed Guar Gum）

部分水解瓜尔胶（PHGG）是一种水溶性益生元纤维，用于治疗胃肠道功能紊乱，如肠易激综合征、小肠细菌过度生长、腹泻、便秘，包括在医疗环境中也会如此使用[294, 295, 296]。这是一种非凡的益生元纤维补充剂，可用于帮助创建健康的微生物群，促进肠道健康。

例如，患有慢性便秘的成年人每天补充5克（1茶匙）PHGG仅1个月，就能将结肠传输时间提高20%，这种效果对于那些便秘非常严重的人来讲尤为显著[297]，表现为每周排便次数增加、用力减少、腹痛减轻。

患有肠易激综合征（IBS）的成年人，连续3个月每天补充5克和10克PHGG，胃肠道症状可减少37%，并且生活质量相关的各种参数都随之改善，包括活力增加17%[298]。另一项针对IBS患者的大型研究发现，连续3个月每天服用6克PHGG，腹胀和胀气可以减少12%[299]。

这些益处都来自PHGG的益生元作用。研究显示，它优先增加有益于产生丁酸的细菌（如双歧杆菌和瘤胃球菌）的丰度，以及微生物群多样性和SCFA浓度[300, 301]。

建议补充量：每天服用5～10克（1～2茶匙）。

常见功效：改善微生物群多样性，减少便秘，降低对腹胀的敏感性。

肌肽锌（Zinc Carnosine）

锌是细胞更新和修复以及维持肠道屏障所必需的一种矿物

质。特别是，锌对于维持肠道细胞间紧密连接的完整性是必不可少的，而紧密连接遭破坏是"渗漏"肠道的基础[302]。

在患有炎症性肠病的成年人中，低锌状态与更为严重的疾病严重程度正相关[303]，通过补充锌来恢复锌水平的正常，即可通过加强紧密连接减轻肠道症状[304, 305]。

尽管任何类型的锌都对肠道健康有益，但肌肽锌是独一无二的。早期研究发现，肌肽锌能够促进肠道修复过程，防止药物诱导的损伤引起肠道通透性3倍增加[306]。此外，一项对健康运动员的研究发现，每天2次补充37.5毫克肌肽锌（只提供9毫克锌），持续2周，可将运动引起的肠道通透性增加减轻70%[307]。

建议补充量：每天2次服用37.5毫克肌肽锌（提供9毫克锌）。

常见功效：改善肠道屏障功能。

大脑健康和认知支持

如果有人告诉你，吃药可以让你感觉更聪明、更敏锐、更有创造力，你会怎么想？如果有人告诉你，1粒药丸可以让你一生都保持这种感觉，你觉得他是在胡扯吗？

这样的药丸确实存在！

它们被称为益智药，包括一系列化合物，可以改善认知功能，特别是执行功能、记忆力、专注力和在压力下工作的能力，或者防止认知功能下降。

最著名的例子有合成药物，如阿得拉、莫达非尼和吡拉西坦，还有许多草药和天然分子具有类似的性质，而且更安全，尤其是在长期服用的情况下。

这些益智补充剂通过多种机制来改善大脑健康和功能[308, 309, 310]，包括：

- 增加脑细胞的血流量和营养输送
- 减少神经炎症和氧化应激
- 增强线粒体功能和能量生成
- 促进神经毒素的清除
- 促进神经元生长
- 改善神经元交流和突触可塑性
- 优化神经递质水平

以下补充剂是现有的一些最强效的增强大脑的化合物。它们可以帮助你对抗脑雾，变得更加警觉，维持高认知表现，并确保你的大脑是完全正常的——这也将有助于提高能量水平。

假马齿苋（Bacopa Monnieri）

假马齿苋是一种阿育吠陀沼泽植物（Brahmi），传统上常用于增强记忆和认知能力，也是一种通用的大脑补药。它的生物活性成分假马齿苋皂苷（Bacosides），可在大脑中产生大量的生物效应，促进其使用[311, 312, 313, 314, 315]。这些成分可以：

- 减少氧化应激，提高抗氧化酶活性
- 减少炎症
- 减少 β-淀粉样蛋白沉积
- 加快神经末梢的生长，以增强神经元间的交流
- 增加血流量，增强氧气和营养的输送
- 保护神经元

各种研究表明，每天补充300毫克假马齿苋（50%的假马齿苋皂苷）可以改善医科学生[316]、健康年轻人[317, 318]和健康老年人[319, 320, 321]的工作记忆、信息处理、学习效率和其他方面的认知功能表现。

建议补充量：每天服用300~600毫克。

常见功效：改善大脑健康，防止神经变性，提高记忆力。

银杏（Ginkgo Biloba）

银杏具有一系列与大脑健康和神经功能相关的特性，大量研究表明，银杏具有神经保护和抗氧化作用，可以保护易受衰老影响的大脑受体，对抗认知障碍，增强神经元可塑性，并改善记忆。

科研人员已经对银杏补充剂进行了大量干预试验，通常是以50∶1的浓缩提取物EGb-761的形式进行，对这一证据的系

统综述发现，银杏可改善认知功能下降的老年人的认知能力和生活质量，但对年轻且认知健康的成年人益处并不明显。

建议补充量：每天服用240毫克，理想是使用EGb-761提取物。

常见功效：有助于防止认知衰退和神经变性。

猴头菇（Lion's Mane Mushroom）

猴头菇是一种药用蘑菇，因其神经健康特性而被广泛研究[325, 326]。研究表明，猴头菇可以：

- 刺激神经生长因子（Nerve Growth Factor，NGF）的产生[327, 328, 329]，促进神经元的生长、发育和再生[330]
- 恢复大脑中关键神经递质血清素、去甲肾上腺素和多巴胺的水平（这些通常由于慢性压力而受到抑制）[331]
- 减少神经炎症[332, 333]
- 刺激脑源性神经营养因子（Brain-derived Neurotrophic Factor，BDNF）的表达[334]，该因子具有神经保护作用，在神经元发育过程中发挥作用，有助于神经连接的形成，这对记忆和认知能力十分重要[335]

小鼠研究表明，这些作用最终赋予猴头菇增强认知[336]、神经保护[337]和稳定情绪的功效[338]。

轻度认知障碍的男性每天服用3000毫克猴头菇，持续16

周，与安慰剂组相比，认知功能提升了12%[339]；超重和肥胖的成年人每天服用1500毫克猴头菇，持续8周，焦虑感减少27%，抑郁感减少39%[340]。

建议补充量：每天服用1500～3000毫克猴头菇普通粉末（若选择更强效的提取物，则减少剂量）。

常见功效：减少神经炎症，改善认知功能，改善情绪。

牛磺酸镁（Magnesium Taurate）或苏糖酸镁（Threonate）

镁是300多种酶正常工作所必需的一种矿物质[341]，包括线粒体能量生成所必需的酶都需要它[342, 343]。在大脑中，镁对于最佳神经传递和防止神经毒性至关重要[344, 345]。

患有神经退行性变性疾病（如帕金森病[346, 347]和阿尔茨海默病[348, 349, 350]）的人大脑中的镁浓度低于健康成年人。小鼠研究显示，提高大脑中的镁浓度可以提供神经保护作用并增强认知功能[351, 352]。

但并非所有形式的镁都有同等的进入大脑的能力。研究表明，与其他形式的镁相比，牛磺酸镁能使大脑中的镁浓度增加高达10%～20%[353, 354]。

建议补充量：每天服用200～400毫克，最好是牛磺酸镁。

常见功效：改善认知功能，降低神经变性风险。

红景天（Rhodiola Rosea）

红景天是一种传统草药，它通过与大脑内的基因、信号通路和分子网络的相互作用来调整情绪行为，从而提高精神表现和抗压能力。

它也是一种非常强大的适应原，补充后会很快观察到效果。研究人员对超过100名有慢性压力问题的成年人进行试验，每天补充400毫克红景天，3天后，他们身体的疲劳感、注意力不集中和焦虑感减少近一半，1周后状况完全消除。

同样，有慢性疲劳的成年人每天服用400毫克红景天仅1周后，疲劳的各个方面均有所改善，8周后改善进一步提升。最终83%的参与者报告他们的情况有"非常多"或"很大"改善，疲劳、压力、焦虑感和脑雾都减少了一半。

其他多项研究也显示，每天补充100～400毫克红景天可以改善身体能量水平和精力，减轻压力，并最终改善因职业倦怠而挣扎的成年人和因学习压力而产生疲劳的一年级医科学生的生活质量。

建议补充量：每天服用100～400毫克红景天，最好含3%红景天苷（Salidrosides）和1%络塞维（Rosavins）。

常见功效：提高抗压能力，减轻精神和身体疲劳，提高生活质量。

维生素 E 三烯生育酚

维生素 E 三烯生育酚（Vitamin E Tocotrienols）是一种强效的抗氧化分子，可结合到细胞膜中并中和自由基，否则自由基会氧化磷脂[363, 364, 365]。

这是一项非常重要的工作，它与其他抗氧化剂，如维生素 C 和谷胱甘肽协同工作，以确保细胞膜的完整性[366]。

补充三烯生育酚可显著增加其在大脑、心脏和肝脏等重要器官中的浓度[367]。而且，在大脑内达到的浓度正好接近过多的谷氨酸和其他有毒物质对大脑造成损伤和神经毒性所需的浓度[368]。

由于三烯生育酚的神经保护和抗氧化作用，越来越多的研究正在探讨其在预防和治疗阿尔茨海默病的应用[369]。例如，一项对大脑有活性白质病变的个体进行的随机、对照试验发现，每天补充 400 毫克混合三烯生育酚完全阻止了白质的丢失，并在两年后进一步防止了脑部恶化[370]。相比之下，安慰剂组的白质流失增加了 23%。

建议补充量：每天补充 100～400 毫克。

常见功效：改善抗氧化防御，保护线粒体，预防神经变性。

多巴胺促进剂

多巴胺与动机和奖励有关。每当人们做一些愉快的事情，比如吃蛋糕或完成目标时，多巴胺就会被释放出来，帮助强化这种行为，激励人们继续这些行为。

刺毛黧豆（Mucuna Pruriens）

可以说，增加大脑内多巴胺信号的最佳补充剂是刺毛黧豆，它更常见的名字是天鹅绒豆。成熟的种子含有大约4%的左旋多巴（L-DOPA），这意味着每克天鹅绒豆提供大约40毫克左旋多巴[371]。

左旋多巴是增加多巴胺合成的唯一可靠方法，原因有二：

- 多巴胺本身无法穿过血脑屏障，所以补充它是徒劳的[372]。而左旋多巴可轻易通过血脑屏障
- 多巴胺合成的限速步骤是酪氨酸向左旋多巴的转化，因为高水平的多巴胺会抑制负责这种转化的酶[373]。服用左旋多巴直接绕过了这个负反馈回路

左旋多巴是增加多巴胺合成的关键分子，适用于需要增加多巴胺合成的情况，包括帕金森病。补充天鹅绒豆可能是获得左旋多巴的理想途径，因为它们不仅比单纯的左旋多巴更有效，而且更安全[374]，与使用左旋多巴的标准药物治疗相比，服用天鹅绒豆出现运动障碍等不良反应的风险更低[375, 376, 377]。

建议补充量：天鹅绒豆的剂量因人而异。可从1~2克的低剂量开始，逐步增加，直到多巴胺不足的症状最小化（例如，改善的情绪、动机、能量水平和精神清晰度）。

常见功效：增强动力，提高头脑清晰度，稳定情绪。

酪氨酸（Tyrosine）

如果你承受着很大的压力，服用酪氨酸可能也会有帮助，因为多巴胺是压力激素肾上腺素和去甲肾上腺素的前体。如果你长期处于压力之下，那么可以预期，你的多巴胺会随着它进一步代谢成这些分子而减少[378, 379]。

随着多巴胺水平的下降，酪氨酸向左旋多巴的转化会增加，但你需要确保有足够的酪氨酸来实现这一转化。因此，补充额外的酪氨酸可以帮助抵消这种多巴胺的减少，通过允许其持续合成来实现[380]。

多项临床试验表明，在压力大和严苛的环境中，每天补充2～12克酪氨酸可以改善认知、警觉性、记忆力和能量水平，否则会耗尽多巴胺并损害思考能力[381, 382]。

建议补充量：每天补充2～12克。

常见功效：增强在压力下思考和集中注意力的能力。

乙酰胆碱增效剂

乙酰胆碱参与调节心脏、血管和骨骼肌的肌肉收缩，以及学习和记忆的能力。乙酰胆碱信号传导紊乱会对认知功能和身体功能产生广泛影响。

α-甘油磷酸胆碱（Alpha-GPC）

α-甘油磷酸胆碱是一种高生物利用性的脑胆碱来源[383]。一项对14个涉及神经退行性变性疾病和痴呆患者的临床试验进行评估的系统综述发现，该补充剂对脑功能有持续的积极结果[384]，比标准药物治疗更有效[385]。增强的大脑活动已被证明可以转化为运动表现的提升，在运动前服用250～600毫克可以提高能量输出[386, 387, 388, 389]。至少有一项比较研究发现，400毫克Alpha-GPC可能比咖啡因更有效[390]。

建议补充量：每天补充600～1200毫克。

常见功效：降低神经变性风险，改善认知功能，提高身体功能（源自更好的大脑信号传导）。

CDP-胆碱（CDP-Choline）

补充CDP-胆碱已被证明可以改善健康成年人和认知功能下降患者的认知能力。

一项包含14个双盲、安慰剂对照试验的Cochrane系统评估显示，每天服用600～1000毫克CDP-胆碱可改善记忆力，纠正异常行为，并提升医生对参与者认知功能改善的综合评估[391]。

其他几项研究也显示，该疗法对患有痴呆或阿尔茨海默病的老年人、有轻度血管性痴呆的老年人，以及青少年和健康女性均有益处[392, 393, 394, 395, 396]。

建议补充量：每天服用500～1000毫克。

常见功效：增强认知功能。

石杉碱甲（Huperzine A）

石杉碱甲是一种来源于苔藓石杉（Huperzia Serrata）的生物碱，几个世纪以来其本身一直被传统中医用于治疗基于神经元和认知功能的疾病[397]。它是一种天然存在的乙酰胆碱酯酶抑制剂，这意味着它可以防止乙酰胆碱分解，就像许多阿尔茨海默病药物一样[398]。

至少有20个随机对照试验评估了石杉碱甲对阿尔茨海默病患者的疗效。其中一项荟萃分析显示，补充200～800微克（平均370微克）剂量的石杉碱甲，持续8～36周，患者的认知功能和日常生活能力，以及医生的综合评估都得到了提升[399]。

其他荟萃分析显示，石杉碱甲可改善血管性痴呆患者[400]和重度抑郁症患者的认知功能[401]。

建议补充量：每天服用200～800微克。

常见功效：改善认知功能。

GABA增效剂

GABA是大脑中最有效的抑制性神经递质，调节诸多放松所需的镇静作用。它对神经元交流、认知、情绪和记忆的调节也至关重要。

前面在睡眠补充剂部分已经讨论过几乎所有增效型GABA补充剂了。西番莲、洋甘菊、香蜂草和茶氨酸都能诱导一种放松状态，帮助人们平静下来并入睡，这部分在一定程度上就是通过增加GABA信号来实现的。

实际上，人们很少能补充到一种神经递质，让它不仅能在消化吸收中存活，而且能穿过血脑屏障并被整合到人们的GABA系统中。

但是，膳食GABA就可以。

一项包含14个研究的系统综述得出结论，20～100毫克GABA可以减轻压力，增加平静感，而100～300毫克GABA可以改善睡眠质量[402]。然而需要注意的是，有些人对GABA补充剂不耐受，并且在使用时感觉不舒服。如果GABA对你个人不起作用，不要有压力，你可以试试其他的睡眠补充剂。

建议补充量：每天补充100～500毫克。

常见功效：放松，改善睡眠质量。

血清素增效剂

血清素严重影响人们的感觉、思考和行为，也对许多生理过程，包括消化和肠道蠕动、呼吸、心血管功能和性功能产生影响。特别是，血清素可以调节情绪、感知、奖励、愤怒、攻击、食欲、记忆和注意力等方面。

5-羟基色氨酸（5-HTP）

5-HTP是提高血清素水平的最好补充剂之一，它是色氨酸和血清素之间的中间分子。色氨酸向5-HTP的转化是血清素生成的瓶颈，因此补充5-HTP有助于直接绕过这一步骤，可靠地提高大脑中的血清素水平[403]。

虽然关于补充5-HTP如何影响情绪的研究有限，但现有的数据表明，它确实可以有效地缓解临床抑郁症患者的抑郁症状[404, 405]。特别是，研究显示，补充缓释的5-HTP有助于治疗标准药物治疗无效的抑郁症[406]。

建议补充量：每天补充250～500毫克。

常见功效：改善情绪，特别是减轻抑郁。

藏红花（Saffron）

藏红花是一种药用和烹饪香料，在欧亚大陆的交易和使用已有数千年的历史。古代波斯人用藏红花治疗包括抑郁症在内的多种疾病，现代研究也支持这种用途。研究表明藏红花可以[407, 408]：

- 增强血清素信号
- 增加抗氧化剂

- 减少神经炎症
- 保护神经

大量临床试验的荟萃分析报告表明，每天服用30毫克藏红花的效用与常规处方的抗抑郁药相当，但对轻至中度抑郁症患者的副作用更少[409, 410, 411, 412]。其中最大的荟萃分析发现，藏红花平均可降低抑郁水平达52%，这与标准药物治疗相当[413]。

建议补充量：每天服用30毫克。

常见功效：保护大脑免受氧化应激，减轻抑郁症状（改善情绪）。

结

论

全天能量充沛，从现在开始

Conclusion

恭喜你坚持到了最后！现在你握有一些最强大的有论证基础的营养方案，你可以用它们来打败疲劳，增强线粒体，开始体验一整天能量满满是一种什么感受。

昼夜节律一致和睡眠质量提升	· 在6~12小时内完成进食 · 将摄入热量的重点时间段放到早上和下午 · 避免夜宵，最好不要在晚上7点或8点才吃最后一餐 · 避免在晚餐时摄入易消化吸收的碳水化合物 · 每天用餐时间尽量保持一致 · 限制饮酒，每次不超过1杯 · 摄入咖啡因的时间放在早上或下午早些时候
减脂增肌	· 全天摄入充足的蛋白质，如果超重或肥胖，蛋白质摄入量约为1.1~1.6 g/kg（0.5~0.7 g/lb），如果体重正常，摄入量约为1.6~2.2 g/kg（0.7~1.0 g/lb） · 每餐都要摄入充足的蛋白质，其中至少30克源自优质食材，如肉类、大豆或蛋白粉 · 每餐以丰富的纤维蔬菜打底 · 尽可能多吃健康的、加工程度低的食品 · 不需要一整天都吃东西，可以每3~5小时吃2~4餐
肠道完整性和微生物群多样性	· 每天摄入至少30克纤维，最好是富含益生元的高纤维食材 · 每天至少食用一次发酵食品 · 在饮食中添加抗性淀粉 · 在饮食中加入更多的富含益生元的蔬菜

提升血糖控制	• 在6~12小时内完成进食 • 膳食中首先吃高纤维蔬菜、摄入蛋白质，把淀粉留到最后 • 吃含淀粉的食物之前，先喝1~2大匙（15~30毫升醋） • 每天至少摄入5克肉桂 • 如果你患有糖尿病，并正在努力减肥，那就执行低碳饮食 • 减少可代谢碳水化合物的摄入
改善大脑功能	• 尽可能多吃健康的、加工程度低的食物 • 饮食中增加鱼或其他海产品 • 增加莓果的摄入量，每周定期将其纳入饮食计划中 • 每餐以高纤维蔬菜为主 • 经常食用坚果、豆类、全谷物 • 将绿叶菜作为主食 • 摄入足够的EPA和DHA（每天500~1000毫克） • 摄入足够的叶黄素（每天10毫克以上） • 摄入足够的胆碱、维生素B_6、叶酸和铁 • 确保你的饮食每天为你提供了足够的蛋白质 • 喝足量的水

这本书的核心是关于转变的——关于在细胞层面上改变身体正在发生的事情。自我提升、恢复健康、恢复能量并不是一场竞赛。我知道你现在就想要感到更有活力，想把症状和所有蹂躏身体的压力立刻抛在身后。

但是，重建线粒体需要时间。我们必须尊重这一点，尊重身体的智慧，尊重身体自我治愈的速度。

虽然我的许多客人确实在4周内有所改善，但这并不是奇迹般的恢复。这只是他们继续稳步前进的基础，用以修复身体，并将线粒体恢复到能量生产者的最佳出厂设置。有时候你可能会觉得自己退步了，或者可能会在几周后半途而废。

这都没关系。第二天重新开始就好。拥抱新的饮食方式吧，它会为你获取伴随一生的能量。

我明白对于很多人来说，设定目标，比如"我想在3个月内恢复精力"，很重要也很有帮助。我永远不会告诉你"不要设定目标"，但我会希望你让它们现实可行，同时认识到恢复能量和修复线粒体是一个动态的过程。

奇妙的是，人们往往更看重消极因素而不是积极因素，往往更看重自己的失败，而不是自己的成功。

这不是空穴来风——真的存在关于消极偏见的神经科学证据。令人惊讶的是，大脑对消极刺激的反应要比积极刺激快得多[1, 2]。

因此，你可以更快地识别消极变化，而不是积极转变。也就是说，如果你不能很快地，或完全按照你想象的方式实现你的目标，那么你很可能会失望，会感到沮丧、挫败、抑郁、焦虑，或者害怕你的能量永远无法恢复。

与消极偏见做斗争是一场必败之战。所以与其与它开战，或者让那些强烈的消极情绪拖垮你，不如觉察这些情绪，放在那里。认识到所有人类根深蒂固的消极情绪已经出现，然后用你的前额叶皮层的理性思维来提醒自己，这些想法都是正常的，感知消极是人类的本性，但是这些想法是可以改变的。

如果觉得有帮助的话，可以写日记。写下3~5个你可能忽略了的积极改变或每天的小胜利，比如你每顿饭都摄入了更多的蛋白质，或者你调整了进食窗口，或者你在日常饮食中吃了更多绿叶菜或高纤维蔬菜，或者你摄入了更多的益生菌，或者你做到了睡前4小时不吃东西。

正如一句中国古代谚语所说，千里之行始于足下。每天的小胜利累积起来，就会带来巨大的转变。

找到一个适合你的、舒适的、可以坚持的速度。也许你每2周增加1个新方案，或者每月增加1个，或者每6～8周增加1个。这里没有"正确"的节奏，只有适合你的节奏。我希望你去选择那些你能坚持的方案去实施，那些方案对你来说不太难，耗时不多，也不会让你不知所措。

缓慢而稳定的进步比没有好。

我知道，说起来容易做起来难，但你要试着放松，把它当成一个游戏，努力玩得开心，享受过程。你正在恢复能量的路上。注意吃健康的、天然的食物，主要是植物性食物，每餐记得摄入足量蛋白质，对自己要宽容，善待自己，鼓励自己朝着正确的方向迈出步伐。

能量满满的那天很快就会到来。

无论你处在人生的哪个阶段，年龄多大，在疲劳状态下生活了多久，我知道通过重建和恢复你的线粒体，通过减少细胞危险应激源，通过利用这本书中的营养方案，你可以重获新生。

附

录

Appendix

最佳的蛋白质来源

肉类、禽类和海产品——生的约113克
（熟的约85克）

禽类/白肉类（鸡胸肉或火鸡胸肉）	27克
禽类/红肉类（鸡腿、翅膀或背部）	23克
瘦牛肉（后腿肉、臀肉、西冷尖、上西冷、95瘦碎牛肉）	25克
猪肉（大排肉，里脊）	24克
高脂鱼类（三文鱼、沙丁鱼、鲭鱼）	23克
白鱼肉类（大西洋鳕、比目鱼、明太鱼、金枪鱼）	20克
贝类（蟹、虾、龙虾）	20克

乳制品

牛奶，8液体盎司或1杯，约240毫升 （脱脂、1%低脂、2%低脂、全脂）	8克
希腊酸奶，1杯约240毫升	23克

茅屋奶酪（Cottage Cheese），1杯约240毫升	25克
硬奶酪，1盎司约28克	
（切达干酪、高达干酪、帕玛森干酪）	7克
软奶酪，1盎司约28克	
（布里干酪、哈瓦蒂奶酪、奶油奶酪）	6克

蛋/卵

1个大鸡蛋	6克
1个大鸭蛋	9克
1杯约240毫升蛋清	26克
1个大鹌鹑蛋	1克
1大匙鱼子	4克

豆类制品（煮熟），1杯
（固体重65～75克，液体则约为240毫升）

毛豆（带豆荚）	11克
毛豆（去壳）	18克
豆浆	6克
烤豆子	37克
豆腐（软）	18克
豆腐（硬）	23克

味噌	35克
纳豆	34克
天贝	33克

豆类（煮熟），1杯（固体重65～75克）

大豆	30克
红腰豆	15克
赤小豆	17克
小扁豆	18克
去皮豌豆	16克
利马豆	15克
黑豆	15克
鹰嘴豆	14克
黑眼豆	13克
斑豆	12克

坚果/种子

花生，1/4杯约16～19克	9克
巴达木，1/4杯约16～19克	6克
开心果，1/4杯约16～19克	6克
腰果，1/4杯约16～19克	5克

核桃，1/4 杯约 16～19 克	5 克
榛子，1/4 杯约 16～19 克	4 克
火麻子，3 大匙约 45 克	10 克
南瓜子，1/4 杯约 16～19 克	9 克
葵花子，1/4 杯约 16～19 克	9 克
奇亚籽，1/4 杯约 16～19 克	4 克
花生酱，2 大匙约 30 克	5 克
其他坚果黄油，2 大匙约 30 克	5 克

谷物/淀粉（煮熟），1 杯

苋菜籽	9 克
藜麦	8 克
燕麦麸	7 克
野米	7 克
燕麦	6 克
荞麦	6 克
糙米	5 克
白米	4 克
大麦	4 克
土豆	4 克
红薯	4 克

按体重计算的建议蛋白质摄入量

蛋白质摄入			
体重（磅）	体重（千克）	1.1克/千克	1.6克/千克
100	45	50	73
110	50	55	80
120	55	60	87
130	59	65	95
140	64	70	102
150	68	75	109
160	73	80	116
170	77	85	124
180	82	90	131
190	86	95	138
200	91	100	145
210	95	105	153
220	100	110	160
230	105	115	167
240	109	120	175
250	114	125	182
260	118	130	189
270	123	135	196
280	127	140	204
290	132	145	211
300	136	150	218

感　谢
Acknowledgments

这本书之所以成为可能，是因为我身后有一个非凡的团队。非常感谢这个团队，他们的专业知识、热情和对帮助人们从疲劳中恢复生活的坚定信心激励我继续做这项工作。感谢Amanda Ibey，她的写作能力和快速理解及解释能力是无与伦比的。感谢Amanda，他将我们的科学概念与客户的故事完美融合。感谢Alex Leaf，感谢他有着如此聪明的头脑，感谢他的深入研究，确保本书每一部分的准确性和完整性，感谢他花了这么多年时间在营养科学方面建立了世界级的知识水平，让我在写这本书时有了一个真正的合作伙伴。感谢杰出的经纪人Lucinda Halpern，她帮助我们与Hay House的团队建立了联系，并在出版过程中一直守护着我们。感谢Hay House的整个出版团队，尤其是编辑Lisa Cheng，她的建议提升了我们的思维，塑造了这本书。最后，感谢我的妻子Marcela，感谢她的爱与支持，感谢她一直准备迎接新的冒险。感谢我的孩子们，Mateo和Kaia，他们给我带来了比我想象的更大的幸福，他们的微笑和笑声不断激励我创造令人难以置信的生活。